El Manual de Estrategias para Citas Médicas:

Entendiendo el Sistema para Obtener la Atención que Merece

by

Barbara Alif Doran

ISBN del libro electrónico 979-8-9916400-3-9

Diseño de portada: ebook launch

Diseño del libro: ebook launch

Editado por Lisa Stockwell

Tabla de contenidos

4. Su proveedor de atención primaria (PCP)

Encontrar el mejor PCP para usted

5. Salud proactiva: el poder de la atención preventiva

La atención preventiva le ayuda a controlar sus riesgos de salud

La atención preventiva es más barata que la atención por enfermedad

La verdad sobre las vacunas

6. Cuidado de la salud integral de la persona para el bienestar general

Ejemplo #1: el resfriado común

Ejemplo #2: infección por levaduras

7. Dónde obtener la atención médica que necesita

Visita de bienestar

Visita por enfermedad

Visitas de atención de urgencia/atención inmediata

Clínicas de venta al por menor

Atención de urgencias

Señales de que necesita atención de emergencia

8. Entendiendo el Seguro de Salud

¿Quién paga la cuenta?

10. Su historial de salud: información subjetiva

Su historial médico

Su historial quirúrgico

Su historia social

Su historia familiar

Su historial obstétrico

Su historial menstrual

Orientación sexual e identidad de género

Su historial sexual

11. Tus signos vitales: información objetiva

Hallazgos del examen físico

Altura y peso

Presión sanguínea

Pulso y respiraciones

Temperatura

Última menstruación

Niveles de dolor

12. Evaluaciones objetivas: pruebas y exámenes

Pruebas de laboratorio típicas

Exámenes de ginecología (mujer sana)

Sobre el autor

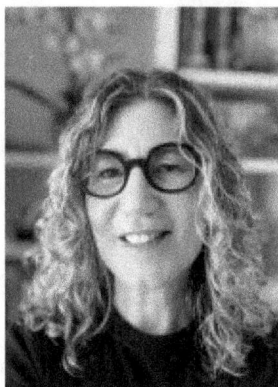

Barbara Alif Doran siempre ha estado impulsada por su pasión por ayudar a los demás. Inicialmente consideró una carrera como profesora de matemáticas, pero más tarde se licenció en psicología en la Universidad de Canisius. Inspirada por su difunta madre, una médica que se le apareció en un sueño, Barbara cambió de rumbo y obtuvo una licenciatura en Enfermería de la Universidad de Buffalo. A pesar de las dudas iniciales, cursó una Maestría en Enfermería de la Universidad de Pensilvania. Desde 2001, ha estado brindando atención primaria y de bienestar para la mujer en Chicago en el mismo consultorio. Aunque ya no atiende partos, ahora cuida de las mujeres que ayudó a traer a este mundo. Con el deseo de mejorar la equidad en la salud y reducir las disparidades en la salud, obtuvo una Maestría en Administración de Empresas de la Universidad de Illinois en Urbana Champaign. Su objetivo es tener un mayor impacto en la salud de los demás a través de su escritura. A Bárbara le gusta viajar, leer y cocinar. Vive en Chicago con su esposo y sus gatos.

Introducción

cuidado de la salud o cuidado de la salud sustantivo[1]

'helth- ker[2]

: esfuerzos realizados para mantener, restaurar o promover el bienestar físico, mental o emocional de alguien, especialmente cuando son realizados por profesionales capacitados y autorizados. – Diccionario *Merriam-Webster*

Tal vez nunca te he conocido; pero me preocupo por ti. Porque, al igual que los miles de pacientes que he atendido a lo largo de mi carrera, creo que mereces vivir tu mejor vida saludable y sentirte bien mientras lo haces.

Soy una Enfermera Registrada de Práctica Avanzada / Enfermera Partera Certificada que trabaja en el lado suroeste de Chicago y he estado trabajando en el sistema de la salud desde 2001. He cuidado a generaciones de mujeres de las mismas familias y ahora estoy cuidando a pacientes que ayudé a traer a este mundo.

A través de la experiencia, sé que un buen cuidado (y algo de suerte) determina tu salud y bienestar, así como tu expectativa de vida, la edad hasta la que se supone que debe vivir. Con demasiada frecuencia, he sido testigo de pacientes que reciben una mala atención y no quiero que te conviertas en una estadística. No quiero que desarrolles una enfermedad prevenible como diabetes o insuficiencia cardíaca porque no te enseñaron cómo prevenir estas enfermedades. No quiero que

---

1. https://www.merriam-webster.com/dictionary/noun

2. https://www.merriam-webster.com/dictionary/
health%20care?pronunciation&lang=en_us&dir=h&file=healthcare_1

mueras prematuramente porque no supiste cómo manejar tu propia salud.

En este libro, te voy a dar ese conocimiento. Piensa en mí como tu maestro de salud. Su boleta de calificaciones es su expediente de salud (que refleja su estado de salud pasado y actual). Las calificaciones que obtengas en el futuro dependen de ambos.

El conocimiento fomenta el crecimiento

Cuando comprendes lo que significa estar saludable y cómo llegar a allí, tiene la mejor oportunidad de lograr y mantener el bienestar, reducir sus riesgos de salud y vivir una vida larga y plena con una salud óptima—en lo físico, mental y emocional. La misión de este libro es empoderarte para obtener lo que necesites de cada visita de atención médica. En especial tus chequeos anuales de bienestar, y tomar el control de tu salud con toda la información, herramientas y recursos que necesites para prosperar.

Este libro se enfoca en la atención médica ambulatoria o ambulatoria, es decir, la atención que recibes cuando haces una cita en una clínica o consultorio médico. En la jerga médica, esto se llama atención primaria. Esto se debe a que, para prevenir enfermedades y hospitalizaciones, el trabajo de atención médica más importante se realiza en los consultorios de los proveedores de atención primaria. En palabras de Benjamín Franklin: "Más vale prevenir que curar". Quiero evitar que necesites atención aguda u hospitalaria, a menos que sea necesaria y por razones que no se puedan prevenir.

También voy a compartir información detrás de escena para darte una mejor comprensión de por qué nosotros, sus proveedores de atención médica primaria, hacemos lo que hacemos (realmente, no es un gran secreto). Si bien este libro no aborda directamente las visitas a la sala de emergencias y de atención de urgencia, las cirugías o la hospitalización, muchas de las cosas que aprende aquí también se pueden aplicar en esos entornos. Ya sea que esté en un chequeo de rutina o se enfrente a una emergencia médica, mejora sus resultados cuando sabe cómo participar activamente en su atención.

Las historias compartidas potencian su camino hacia la salud

Las palabras nunca serán suficientes para expresar la gratitud que tengo hacia mis pacientes, que me han dejado entrar en sus vidas y han compartido sus historias conmigo. Este libro es mi regalo para ellos y para todos los que no se sienten vistos o escuchados por sus proveedores de atención médica. Voy a compartir historias de mi experiencia clínica (todos los nombres han sido cambiados). Es posible que te reconozcas en estas historias porque tus experiencias de vida pueden imitar las de innumerables personas que luchan con los mismos problemas. No estás solo. Muchos otros comparten tus problemas de salud y sienten una frustración y vulnerabilidad similares en un sistema de atención médica que no siempre los apoya.

Si no estás listo para tomar el control de su salud, está bien. Este libro estará aquí cuando tú lo estés. Pero aquí está el detalle: basándome en mis años de experiencia clínica, sé que el conocimiento conduce a cambios positivos en la forma en que maneja su salud. Muchos de mis pacientes me han agradecido por tomarme una cantidad de tiempo poco común para hablar con ellos, enseñarles y responder sus preguntas. Esto no debería ser una excepción, sino la norma. Cada visita que tengas con un proveedor de atención médica debe ser constructiva, en la que se le trate con dignidad y respeto, te sientas escuchado y te tomen en serio tus preocupaciones.

Por lo tanto, si estás listo para aprender a ser su mejor defensor de la atención médica, sigue leyendo.

Notas importantes

En este libro, la palabra "proveedor" se usa para hablar de cualquier proveedor de atención médica con el que interactuará en la atención primaria. Puede ser un médico/a, una enfermera/enfermera practicante de práctica avanzada o un asistente médico.

Este libro está dirigido a las mujeres, porque soy una proveedora de atención médica para mujeres. Pero muchas de las cosas que discuto también se relacionan con los hombres. Utilizo las palabras "mujeres" y "mujer" porque las personas a las que he cuidado a lo largo de mi carrera han sido mujeres. Pero entiendo que no todas las personas asignadas como mujeres al nacer se identifican como mujeres y mujeres. No pretendo excluir a las personas que se identifican como no binarias, no conformes con el género, transhombre, transmasculino o mujer trans.

Acceso a hipervínculos: Esta publicación se publicó inicialmente como un libro electrónico e incluye hipervínculos para acceder a los recursos a los que se hace referencia a lo largo del texto. Para acceder cómodamente a estos recursos electrónicos, visite https://www.barbaraalifdoran.com.

Capítulo Primero

La atención médica en la actualidad: el estado actual de la medicina

———————

Hoy en día, vivimos más tiempo, pero estamos más enfermos y gastamos más dinero para seguir vivos. El sistema de salud es un tema que se menciona a diario en los medios de comunicación. Expertos y políticos discuten soluciones constantemente. Pero se pone poco en práctica y, con demasiada frecuencia, los pacientes no reciben la atención o el cuidado que merecen.

En un mundo perfecto, la mejor atención médica es proporcionada por un equipo de profesionales de la salud: un proveedor de atención primaria y otros médicos y tecnólogos relacionados, que pueden incluir un dietista, un proveedor de atención de salud mental, un coordinador de asistencia social, un farmacéutico o un trabajador de salud comunitario. Juntos, estos profesionales combinan sus experiencias y conocimientos compartidos para prevenir enfermedades crónicas y diagnosticar y tratar los problemas de salud existentes.

La realidad a menudo no está a la altura de este ideal debido a la escasez de proveedores, las rivalidades profesionales, las disputas sobre el alcance de la práctica y el acaparamiento de poder. Estos conflictos pueden conducir a una atención fragmentada, rupturas de comunicación y oportunidades perdidas de colaboración, lo que en última instancia compromete los resultados de los pacientes y la calidad de la atención.

Nuestro sistema de salud, para decirlo francamente, está en mal estado. Nadie lo niega. Atrás quedaron los días en que la mayoría de los médicos conocían bien a sus pacientes y tenían relaciones a largo plazo con ellos. Cuando las decisiones médicas eran tomadas principalmente por los médicos en función de las necesidades del paciente, no de las pólizas de seguro. Cuando los médicos de medicina familiar eran más comunes, manejaban una amplia gama de problemas de salud antes de derivar a sus pacientes a especialistas.

En estos días, entender el seguro de salud se siente como resolver un rompecabezas complejo. Navegar por las pólizas, elegir un plan adecuado y decodificar los copagos, los deducibles y el laberinto de la cobertura dentro de la red frente a la fuera de la red puede dejar incluso a las personas más inteligentes rascándose la cabeza. La deuda médica lleva a muchos a la bancarrota personal. El sistema utiliza abreviaturas y jerga confusas que crean barreras innecesarias. Términos como PCP, PPO y HMO son un idioma extranjero para la mayoría de las personas, lo que hace que la atención médica se sienta como un club exclusivo en lugar de un derecho básico. Y eso es antes de llegar a las recetas, los costos inflados de los medicamentos y la larga espera para ver a un proveedor de atención médica, si puede encontrar uno que acepte pacientes nuevos.

Desde la Ley del Cuidado de Salud a Bajo Precio (también conocida como Obamacare), el seguro de salud se ha vuelto más asequible. Aunque, yo diría que muchos de los planes más asequibles en el mercado de seguros tienen opciones limitadas para encontrar atención. En mi consultorio del lado suroeste de la ciudad, veo pacientes que viven en el centro de Chicago porque los proveedores más cercanos a sus hogares no pueden permitirse o se niegan a aceptar sus planes de seguro de menor costo. Eso simplemente no está bien.

La escasez de proveedores pone a prueba la atención

Hay una escasez crítica de proveedores de atención médica, especialmente en cuidado primario, donde se gana menos dinero. (El dinero en atención médica está en atención especializada). Los proveedores se declaran en huelga o abandonan la profesión por completo, frustrados por las condiciones de trabajo. Algunos proveedores sienten que se están asfixiando en el trabajo y están haciendo todo lo posible por mantenerse fuera del agua para seguir respirando. El agotamiento de los proveedores es real. (Yo mismo lo pasé, razón por la que escribí este libro).

Esta escasez está dejando a un número creciente de pacientes desatendidos, especialmente nuestras poblaciones envejecidas, los enfermos y los que aún no están enfermos, pero requieren más atención preventiva. A medida que los proveedores de atención médica van y vienen, es posible que no veas a la misma persona más de una o dos veces. Desde tu perspectiva, esto te genera frustración y desconfianza en el sistema de salud. Es difícil confiar en alguien a quien quizás nunca vuelvas a ver. Ya no tienes la oportunidad de tener relaciones duraderas, o si has tenido ese lujo, es posible que el proveedor que has visto durante años haya dejado la práctica. Como resultado, tu expediente médico está incompleto.

Además, con muy pocos proveedores de atención primaria, es posible que no veas a un proveedor de atención médica que se parezca a ti y es posible que dudes en compartir tus problemas porque crees que no lo atenderán. Y es posible que no, aunque ten en cuenta que un buen proveedor de atención médica te hará preguntas para poder conocerte mejor y a tus inquietudes.

La sanidad como problema global

Estados Unidos no es el único. Los sistemas de salud alrededor del mundo se enfrentan a importantes desafíos. La escasez de proveedores es un problema en muchos países. La presión arterial alta es común en todo el mundo, llamada el asesino silencioso, que daña silenciosamente el corazón, los riñones y el cerebro, lo que provoca problemas de salud graves como ataques cardíacos y accidentes cerebrovasculares. Es especialmente común en mi población de pacientes. Además, tenemos una crisis de salud materna que afecta a muchas partes del mundo, y Estados Unidos se destaca como un ejemplo particularmente preocupante entre las naciones desarrolladas.

Si bien algunos países han encontrado formas eficaces de abordar estos desafíos sanitarios, otros se están quedando muy atrás, lo que crea una brecha en la calidad y el acceso de la atención.

La esperanza de vida va en la dirección equivocada

Odio ser la portadora de malas noticias, pero las tendencias de salud en los EE. UU. y en todo el mundo van en la dirección equivocada. Se supone que la persona promedio en los EE. UU. vive, en promedio, hasta los 77 años. Con una buena atención médica, pueden vivir una o dos décadas más. Pero debido a un colapso en nuestro sistema de salud en las últimas décadas, demasiadas personas están muriendo prematuramente.

Las diferencias solo en los EE. UU. son especialmente preocupantes cuando se desglosan por raza y etnia, como lo demuestra el siguiente gráfico: Esperanza de vida al nacer, por origen hispano y raza: Estados Unidos, 2019-2021. La brecha en la calidad y el acceso a la atención médica se está ampliando, creando una marcada división entre aquellos que reciben atención de primer nivel y aquellos que se quedan luchando en áreas desatendidas, a menudo separadas por solo unos pocos códigos postales o tramos de ingresos.

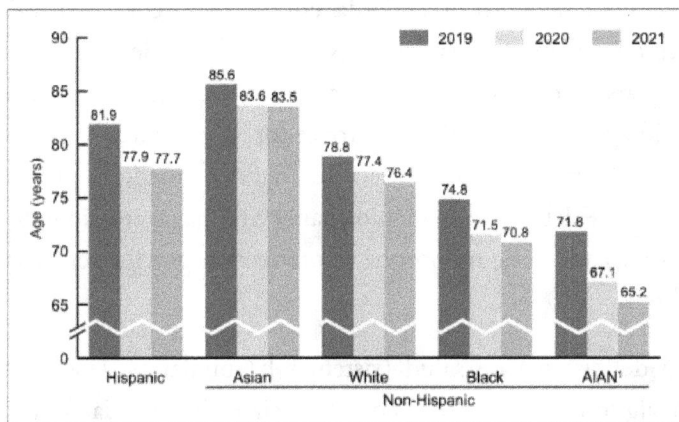

Piensa en las personas en tu vida que te dijeron que murieron por "causas naturales". Si estaban por debajo de su esperanza de vida de 77 años, su muerte no era natural sino prematura. Algunas enfermedades están relacionadas genéticamente. Algunos pueden ser el resultado de factores ambientales. Pero la mayoría de las enfermedades crónicas que causan muerte prematura se pueden prevenir o controlar con una atención médica proactiva.

El negocio de la salud: beneficios frente a prevención

El cuidado primario que recibes debe enfatizar la atención preventiva. Sin embargo, muchos proveedores no han sido capacitados en prevención y brindan atención a enfermos en lugar de atención de salud y bienestar. Hay un juego de poder entre los grandes sistemas de salud y las compañías de seguros que pagan por los servicios de salud. Hoy en día, ambos operan con un motivo de lucro, a menudo en desacuerdo con sus visiones humanitarias publicitadas. Las compañías de seguros ganan dinero cuando cobran más en primas de lo que gastan en atención. Una búsqueda rápida en Internet revela los miles de millones de dólares que las grandes aseguradoras de salud obtienen en ganancias, lo que genera estrés para todas las partes interesadas en la atención médica (hospitales, proveedores, pacientes y farmacias). Si bien las aseguradoras fomentan los chequeos médicos preventivos anuales, esto se debe en gran medida para evitar pagar tratamientos más costosos más adelante, no porque se preocupen por las personas a las que cubren.

El resto del sistema de salud (sistemas hospitalarios, laboratorios e incluso algunos médicos) ve con demasiada frecuencia la atención médica como un negocio más que como un servicio público o un derecho humano fundamental. La prevención no es tan rentable como el tratamiento porque reduce la necesidad de intervenciones costosas. Los grandes sistemas de salud corporativos a menudo ganan más dinero cuando las personas se enferman, ya que la enfermedad crea la necesidad de más visitas, medicamentos, tratamientos, hospitalizaciones y cirugías. Este modelo impulsado por las ganancias a veces puede conducir a un tratamiento excesivo o procedimientos innecesarios, lo que aumenta aún más los costos sin mejorar necesariamente los resultados de los pacientes.

Aquí hay un gráfico interesante que destaca los costos gastados en brindar atención en los EE. UU. en comparación con países similares sin mejorar la esperanza de vida.

Life expectancy and per capita healthcare spending (PPP adjusted), 2022

Country	Life expectancy	Health spending, per capita
United States	77.5	$12,555
Germany	80.7	$8,011
United Kingdom	80.9	$5,493
Austria	81.1	$7,275
Canada	81.3	$6,319
Netherlands	81.7	$6,729
Belgium	81.8	$6,600
Comparable Country Average	82.2	$4,651
France	82.3	$6,630
Sweden	83.1	$6,438
Australia	83.3	$6,272
Switzerland	83.5	$8,049
Japan	84.1	$5,251

Notes: Comparable countries include Australia, Austria, Belgium, Canada, France, Germany, Japan, the Netherlands, Sweden, Switzerland, and the U.S. See Methods section of "How does U.S. life expectancy compare to other countries?"

Source: KFF analysis of CDC, OECD, Australian Bureau of Statistics, Japanese Ministry of Health, Labour and Welfare, Statistics Canada, and U.S. Office of National Statistics data • Get the data • PNG

Peterson-KFF
Health System Tracker

Necesitamos pasar de centrarse en las ganancias a centrarse en los pacientes. Quiero que la prevención se convierta en la norma. Pero para que eso suceda, debe comenzar con USTED, el paciente. **Si tu estas dispuesta a asumir la responsabilidad personal y aprender las herramientas que necesita para abogar por su salud y bienestar, puedes marcar una diferencia real.** Esto significa que hagas preguntas sobre las medidas preventivas, comprender tus opciones de tratamiento y priorizar los cambios en el estilo de vida que promuevan la salud a largo plazo. Al convertirte en una paciente informada y comprometida, estarás mejor equipada para navegar por las complejidades de la atención médica, tomar decisiones más inteligentes sobre tu bienestar y ayudar a impulsar un cambio muy necesario en las prioridades de nuestro sistema de atención médica.

Este libro te brinda el conocimiento y las habilidades para hacerlo, ayudándote a tomar el control de tu propio viaje de salud en un sistema que a menudo se siente abrumador. En el proceso, también puedes mejorar la salud de tu familia y seres queridos, convirtiéndote en un modelo a seguir para hijos, hermanos, amigos, padres y compañeros de trabajo.

Capítulo Segundo

Usted puede ser su mejor defensor de la salud

————————

Hoy en día, gran parte de la atención primaria de salud está impulsada por el proveedor, no por ti, el paciente, quien es el cliente. ¿Qué quiero decir con esto? La expectativa es que cuando visitas a su proveedor de atención médica por un problema, le haces preguntas, le permites que te hagan preguntas y que te den una solución para tu problema de salud. Más a seguido, encontrarás que pasan la mayor parte de su tiempo mirando la pantalla de una computadora, te apresuran en la visita y te dejan con preguntas sin respuesta. ¡Es posible que hasta te preocupes que tu proveedor le haya un latigazo cervical al entrar y salir de la cuarto de examen tan rápidamente!

Si tiene suerte, es posible que tengas una estrella de rock como proveedor de atención médica (sé que lo tengo), una persona que escucha no juzga, te trata con respeto, tiene en cuenta tus opiniones al hacer un plan de atención y revisa y actualiza tu historial de salud. (Si tienes ese tipo de proveedor de atención médica, hágales saber que lo aprecias, porque les alegrará el día, créame). Desafortunadamente, muchos proveedores están agobiados por las prácticas de salud corporativas que les dan poco tiempo para interactuar plenamente con los pacientes. La duración promedio de la visita de un paciente en los EE. UU. es de 15 minutos.

Algunos proveedores piensan que tienen todas las respuestas, que saben lo que es mejor para usted y no trabajan con usted para crear su plan de atención. Quieren que sus visitas con usted sean rápidas e indoloras, como quitarse un curita. Estoy aquí para decirte que los proveedores de atención médica no tienen todas las respuestas. El hecho de que hayamos ido a la escuela de medicina, o a la escuela de posgrado para convertirnos en enfermera practicante/partera o asistente médico, no significa que sepamos qué es lo mejor para ti. No estamos viviendo tu vida y sin tener una conversación y consultar contigo, no conocemos tus miedos y preocupaciones. Que te hagamos una recomendación, no significa que tengas que hacerla.

Para aprovechar al máximo tus visitas al proveedor y salir con la confianza de que comprende sus opciones para controlar tu salud, considera los siguientes cinco consejos.

1. Conoce tus derechos como paciente

Aunque he pasado mi carrera trabajando en comunidades de color, soy blanca. La mayoría de mis amigos son blancos y todos hemos pasado por dificultades con el sistema de salud. Con demasiada frecuencia, mis amigos y sus familias sienten que son una molestia para sus proveedores en lugar de ser valorados. Estas frustraciones con el sistema son generalizadas, pero afectan de manera desproporcionada a las personas de color y a las que viven en áreas rurales, quienes a menudo enfrentan mayores desafíos para acceder a una atención de calidad.

Lamentablemente, existen sesgos en la industria de la salud. Los proveedores de atención médica nunca deben hacer suposiciones sobre los pacientes. En cambio, como diría Ted Lasso, de la serie de comedia dramática del mismo nombre, debemos "ser curiosos, no juzgar" en nuestro enfoque de la atención al paciente. Esta filosofía debe guiar todos los aspectos de la visita, desde nuestras primeras impresiones al ingresar a la sala de examen, hasta cómo llevamos a cabo la visita, hacemos preguntas, escuchamos atentamente, damos a las pacientes oportunidades para hablar y hacer preguntas, y creamos un plan que funcione para ellos.

La mayoría de los proveedores de atención médica asisten a una capacitación obligatoria sobre prejuicios cada año y, sin embargo, es posible que te hayas sentido rechazado o irrespetado debido a tu color de piel, orientación e identidad sexual, título laboral, dónde vives o cuánto ganes. Es posible que sientas que, si te vieras, actuaras o vivieras en un lugar diferente, te tratarían de manera diferente.

La verdad es que, cuando aprendes a tomar el control de tus experiencias de atención médica, estás en la mejor posición para afirmarte y pedir una mejor atención.

Como paciente, tienes varios derechos fundamentales que los proveedores de atención médica y las instituciones deben respetar.

- El derecho a ser tratado con dignidad y respeto
- El derecho a recibir atención sin discriminación
- El derecho a la privacidad y confidencialidad de su información médica
- El derecho al consentimiento informado antes de cualquier procedimiento o tratamiento
- El derecho a negarse a recibir tratamiento
- El derecho a acceder a sus registros médicos
- El derecho a recibir explicaciones claras sobre su diagnóstico y las opciones de tratamiento
- El derecho a participar en las decisiones sobre su atención
- El derecho a buscar una segunda opinión
- El derecho a presentar quejas sobre su atención sin temor a represalias
- El derecho a ser informado sobre los costos de su atención

Es importante recordar que tú, el paciente, haces citas para vernos a nosotros, no al revés. Si bien algunos proveedores atribuyen el comportamiento sesgado a un sesgo implícito (lo que sugiere que no son conscientes de ello), yo desafío esta suposición. Uno siente cuando está siendo juzgado. Muchos problemas de atención médica podrían resolverse si los proveedores entablaran conversaciones genuinas con los pacientes en lugar de hablar sobre ellos. **La solución es simple: los proveedores deben tratar a los pacientes de la manera en que nos gustaría que nos trataran nuestros propios profesionales de la salud. En esencia, deberíamos practicar la regla de oro en la atención médica.**

Por lo tanto, defiende tus derechos cuando sea necesario. Nunca debes sentir que están siendo desestimados.

2. No dejes que el proveedor apresure tu cita

Un informe de 2017 mostró que los proveedores de atención primaria, en promedio, pasan de 9 a 24 minutos con los pacientes, afectados en parte por el motivo de la visita y la especialidad del proveedor. [i] (Los internistas tendían a dedicar más tiempo que los médicos de familia). Si bien algunos consultorios programan 20 minutos para un paciente establecido (establecido para el consultorio médico o para el proveedor) y 40 minutos (o más) para un paciente nuevo o una visita anual de bienestar, demasiados limitan el tiempo de visita, en detrimento del paciente. De hecho, un estudio transversal de 2023 de 4,360,445 pacientes encontraron que las visitas más cortas tenían más probabilidades de resultar en una prescripción inadecuada de medicamentos.[ii]

Es posible que estés pensando: "Nunca he tenido a alguien que pase 20 minutos conmigo". Bueno, amiga mía, parte de ser tratada con respeto y dignidad es que te den el tiempo que necesitas para explicar cualquier problema de salud que tengas y entender tus opciones de tratamiento. Si necesitas más tiempo, pídelo.

3. Insiste en las opciones

Los proveedores de atención médica no son sus padres y nunca deben adoptar un enfoque de "hazlo porque te lo dije" para la atención médica. Los proveedores de atención tienen un enfoque único para todos en la forma en que atienden a los pacientes. Una caja de herramientas de medicamentos: por lo que, para la diabetes, el proveedor siempre receta el medicamento A, para la hipertensión / presión arterial alta, el medicamento B, tal vez el medicamento C. Si un paciente quiere comenzar a tomar píldoras anticonceptivas, le recetan el medicamento D. Estos proveedores creen que, en lugar de hablar con los pacientes sobre lo que sucede en sus vidas, recetar más medicamentos ayudará (la mayoría del tiempo no lo hace). Olvidan (o simplemente no tienen tiempo para preocuparse) que cada persona tiene efectos secundarios diferentes. Con demasiada frecuencia, se basan en investigaciones médicas que han estudiado la medicación en una sola población y la recetan para otra. El hecho de que un medicamento pueda funcionar para alguien sin efectos secundarios no significa que vaya a funcionar de la misma manera para otro. Todos somos únicos.

Nunca hay una respuesta única para un problema de salud y, a menudo, hay muchas opciones de tratamiento. Tu cuerpo. Tus decisiones. Tu salud.

No te debes dejar intimidar por los proveedores, los títulos avanzados y los títulos de trabajo, ni tener miedo de hacer preguntas. No es por bajarte de tu nube, pero somos humanos como tú. No tenemos poderes de superhéroes. La única diferencia es que sabemos más sobre salud, medicina y cómo funciona el sistema de salud que la mayoría de nuestros pacientes. Francamente, cualquier proveedor de atención médica, o ser humano, debería seguir aprendiendo continuamente. Lo que aprendimos durante la escolarización y la formación puede haber cambiado (lo más probable es que lo haya hecho). La anatomía humana sigue siendo la misma, pero el manejo de las enfermedades crónicas tiene nuevas opciones. La nueva información se recopila a la velocidad de la luz. Surgen nuevas enfermedades como el COVID y resurgen viejas como la poliomielitis y el sarampión. Debido a que alguien aprendió de una manera, puede continuar practicando de esa manera incluso si ya no es correcta. Todos los proveedores de atención médica tienen acceso a la medicina actual basada en la evidencia, y todos deben recibir educación médica continua para renovar sus licencias y mantenerse al día con los tratamientos y medicamentos.

Si no entiendes algo o cuestiona las opciones de tratamiento que le están dando, habla y pregunta. Puedes pensar que estes molestando a tu proveedor y, a decir verdad, puede que lo estés. ¡Pero que tiene! **¡Su visita se trata de usted, no de su proveedor!** En la atención primaria, una vez que se te han dado tus opciones, se le debe dar tiempo para pensar en ellas y en cómo pueden afectarte.

4. Solicitar aclaraciones

Los proveedores tienden a usar palabras complicadas y pueden explicar las cosas de maneras que tu no entiendas, esto es algo natural para nosotros y a menudo olvidamos que nuestros pacientes no tienen el vocabulario y el conocimiento sobre temas relacionados con la atención médica. Es nuestro trabajo explicar todo en términos comprensibles, no tu trabajo averiguar de qué estamos hablando. Somos sus educadores de salud, sus maestros sobre todo lo relacionado con su salud y bienestar, y es nuestra responsabilidad explicar las cosas de manera que nuestros pacientes entiendan para que obtenga buenas calificaciones de salud.

Voy a seguir repitiendo esto, porque creo que es importante. Tu expediente médico es tu boleta de calificaciones. Las calificaciones que obtienes (tu estado de salud) dependen tanto de una buena enseñanza como del esfuerzo que pongas en mantenerte saludable. Si te enfermas con una enfermedad prevenible porque tu proveedor de atención médica no te enseñó adecuadamente, entonces el sistema te falló. **Si fracasas porque te enseñaron, pero no tomaste buenas decisiones, siguiendo el plan de atención que usted y su proveedor hicieron juntos (teniendo en cuenta tu vida y todos sus obstáculos), entonces te has fallado a ti mismo.**

Cuando estás enferma, el control de tu estado de salud requiere más que una simple receta de medicamentos. Necesitas entender por qué desarrollaste una enfermedad o dolencia y cómo mejorar la enfermedad, o no empeorarla, con modificaciones en el estilo de vida y, si es necesario, medicamentos. La medicación nunca es la única solución para controlar un problema de salud. El mundo en el que vives y lo que le haces a tu cuerpo (cuánto te mueves, qué comes, cuánto duermes, descansas y manejas el estrés) afecta todo sobre ti, incluida tu salud.

5. Sé tan audaz con tu salud como lo eres con tu cabello

Para ayudar a ilustrar cómo puedes ser una defensora de tu propia salud, voy a comparar sus visitas de atención médica con un viaje a una peluquería. ¿Por qué? Porque cuando pides una cita en una peluquería, tienes el control de la experiencia. Cuando vas a la peluquería, el estilista no te impide describir qué estilo quieres que cree para ti. Te sientas en la silla, hablas sobre tus metas y tienes una conversación sobre lo que funcionará mejor para tu cabello. Estás pagando por el servicio y la experiencia del estilista. De lo contrario, te peinarías tú mismo. Al final de su cita, su estilista le entrega un espejo para asegurarse de que esté satisfecho y hace los ajustes necesarios. Luego pagas por el servicio y te vas, con la esperanza de irte sintiéndote bien contigo mismo y con tu cabello.

Lo mismo debería ocurrir en la atención médica. Tu interacción con tu proveedor de atención médica debe ser un diálogo, una conversación.

Se le debe dar tiempo para hablar sobre tus inquietudes, necesidades y objetivos de salud. Tu proveedor, que tiene experiencia específica en atención médica, debe darte opiniones y ofrecerte sugerencias basadas en su conversación, lo que sabe sobre ti y tu examen. También deben buscar tu opinión y obtener tu compromiso antes de implementar cualquier plan de tratamiento. Los proveedores de atención médica están capacitados en la toma de decisiones compartidas, pero a demasiados no se les da tiempo para colaborar. Por lo tanto, es posible que defiendas tus derechos y exigirlos. **Nunca debes salir de una visita de atención médica con preguntas sin respuesta y confusión sobre tu propia salud.**

Curiosamente, si eres como muchas personas, es posible que te preocupes más por tu cabello, uñas y apariencia externa que por tu propia salud. Cuando te sientes bien, tu salud está fuera de la vista y fuera de la mente. Si bien no puedes ver hacia adentro, si escuchas con atención, puedes sentir tanto los signos de salud y bienestar como los síntomas de la enfermedad. Cuando estás en un buen estado de salud y bienestar, te sientes bien física y emocionalmente. Tienes menos dolores y molestias, y eres más feliz. Es posible que solo necesites un chequeo anual para asegurarte de que no haya problemas de salud ocultos que deba abordar. Pero cuando te sientes mal y necesitas el apoyo de un proveedor de atención médica, tú (o tu compañía de seguros) pagas por sus servicios, al igual que lo haces con tu estilista.

Por lo tanto, recuerde esto: **tu es dueño de tu visita.** Como cliente, debes ser la persona más importante durante la consulta y el centro de atención de su proveedor. Haz preguntas, sea un participante activo, incluso si te sientes incómodo. Si te sientes apurada, ralentice la consulta haciendo preguntas. **Llega preparada a tus consultas con una lista de tus problemas de salud, ya sea escrita en papel o en la aplicación Notas de tu teléfono.** De esa manera, tendrás algo a lo que puedas referirte en caso de que te confundas, te sientas nerviosa, apurada o intimidada.

Si los pacientes como tu comienzan a hablar por lo que quieren en términos de su atención médica y completan encuestas de satisfacción del paciente después de su visita (por ejemplo, agregar un comentario sobre querer más tiempo y menos visitas apresuradas), creo que el sistema cambiará. Llegará un día en que los proveedores recibirán más apoyo para que puedan pasar más tiempo con sus pacientes. Este cambio no va a venir de los administradores de atención médica que están pensando en cuánto dinero pueden ganar llenando las agendas de los proveedores con más pacientes. Debe provenir de TI, la paciente.

Los pacientes tienen una voz y puede ser fuerte e impactante. Es una lástima que los pacientes no puedan sindicalizarse para aprovechar al máximo sus experiencias de atención médica. Eso realmente marcaría la diferencia.

Historia de un paciente

Tengo una paciente, Anne, a la que veo cada tres meses para que me ponga la inyección anticonceptiva. Tiene 31 años y es una exfumadora que todavía fuma, pero está reduciendo su consumo. Tiene presión arterial alta: constantemente 150s/90s (lo normal es menos de 120/80). Tiene un índice de masa corporal (IMC) alto porque come principalmente comida rápida y pocas verduras y frutas, prepara pocas comidas en casa, bebe principalmente agua, a veces jugo, y no bebe alcohol ni consume ninguna sustancia. Se esfuerza por mejorar el movimiento y el descanso, camina cuando está en el trabajo y duerme de 7 a 8 horas cada noche. Tiene fuertes antecedentes familiares de presión arterial alta.

Anne se ha negado a tomar medicamentos en muchas visitas. Le aconsejé sobre sus riesgos de salud y mis preocupaciones por ella, dada su presión arterial persistentemente alta, su estilo de vida y sus antecedentes familiares. Hablamos de las cosas que ella puede cambiar (dieta, tabaquismo, actividad) y de las cosas que no puede (antecedentes familiares). La referí a otro proveedor en la clínica para que pudiera obtener una segunda opinión. El proveedor le recetó medicamentos, que Anne tomó varias veces, pero dejó de tomarlos porque no le gustaban los efectos secundarios. Mencionó en una consulta de seguimiento con el otro proveedor, quien simplemente volvió a surtir el mismo medicamento y en su nota de la consulta, el proveedor notó que la paciente no cumplía con tomar sus medicamentos.

Cuando Anne regresó conmigo para su consulta de seguimiento, discutimos sus preocupaciones y le ofrecí comenzar con un medicamento diferente. Ella se negó. Luego, en otra visita de seguimiento conmigo, su presión arterial todavía estaba elevada, a pesar de tratar de reducir la sal de su dieta y comer más verduras, ser más activa en sus días libres dependiendo menos del transporte público y caminar más, y limitando su hábito de fumar a 1 o 2 cigarrillos por día. Discutimos el hecho de que ella estaba haciendo todas las cosas correctas, pero con sus antecedentes familiares, su presión arterial todavía estaba alta. Ella accedió a comenzar con los diferentes medicamentos para la presión arterial después de que le expliqué los posibles efectos secundarios. En su seguimiento de tres meses conmigo, había estado tomando su medicación casi todos los días y dijo que no tenía ningún efecto secundario. Continúa con los mismos cambios en el estilo de vida y su presión arterial se controla con la medicación.

Pasaron meses de conversación para que ella aceptara tomar medicamentos después de expresar mi preocupación por su salud. Pero fue su elección. Hasta que ella accedió a tomar la medicación, todo lo que podía hacer era escribir en mi nota de progreso sobre nuestra conversación. Se trata de una toma de decisiones compartida. Puede que no me gusten todos los planes de atención que decidimos, pero en este caso, Anne confió en mí lo suficiente como para finalmente aceptar tomar la medicación.

Toma nota

Los proveedores de atención médica hacen más que atender a los pacientes. Los proveedores suelen ser sus propios asistentes administrativos, que dedican muchas horas extra a las que no se les paga. Deben responder y hacer llamadas telefónicas, pelear con las compañías de seguro médico para que se aprueben los referidos de sus pacientes, responder a los mensajes de los pacientes en los portales de pacientes, revisar los resultados de laboratorios, hablar con las farmacias sobre las sustituciones de medicamentos cuando un plan de seguro deja de cubrir repentinamente un medicamento que un paciente ha tomado durante años y asistir a capacitaciones/juntas. Si bien no debería afectar el tiempo que pase con su proveedor, con demasiada frecuencia lo hace. Saber esto puede ayudar a entender por qué su proveedor acorta su visita o por qué es posible que no pueda ver al mismo proveedor en cada visita.

Capítulo Tercero

Los diferentes tipos de proveedores de atención médica

———————

¿Qué es un proveedor de atención médica y por qué no uso el término doctor?

No todas las personas que brindan atención médica primaria son médicos. De hecho, la mayoría de los estados de los EE. UU. otorgan licencias a proveedores de atención médica no médicos para ejercer independientemente de un médico supervisor. Estos proveedores, también conocidos como profesionales avanzados, pueden recopilar historiales médicos, realizar exámenes, solicitar análisis de laboratorio y estudios de radiología (como análisis de sangre, ecografías, radiografías, resonancias magnéticas), consultar a especialistas y recetar medicamentos al igual que los médicos.

En un momento en que nuestro sistema de atención médica está lidiando con una escasez de médicos, los proveedores de atención médica no médicos aumentan el acceso a la atención primaria, especialmente en áreas desatendidas. A menudo brindan atención de calidad similar a costos más bajos en comparación con los MD / DO.

Si bien muchos médicos tienen sentimientos encontrados sobre si los profesionales avanzados están calificados para brindar atención de forma independiente, creyendo que la mejor atención se brinda bajo la supervisión de un médico, generalmente los médicos informan tener buenas relaciones de trabajo con los proveedores de práctica avanzada.

En mi experiencia, el hecho de que alguien haya ido a la escuela de medicina no significa que sea superior a los proveedores de atención médica que obtuvieron sus maestrías o doctorados. Para la atención primaria de rutina, las credenciales exactas de la persona que consulta no son tan importantes como la calidad, el respeto y la atención que recibe de ella. Lo más importante es que el proveedor de atención médica brinde atención dentro de su ámbito de práctica, tratándolo con dignidad, respeto y compasión, tratándote de la manera en que quieren ser tratados por su propio proveedor de atención médica o de la manera en que quieren que sean tratados sus seres queridos.

La atención especializada y la cirugía son un asunto diferente, pero muchos consultorios especializados también emplean proveedores no médicos para apoyar a los médicos e interactuar con los pacientes.

Al seleccionar un proveedor de atención primaria (PCP, por sus siglas en inglés) para supervisar tu cuidado, es útil comprender los antecedentes de cada tipo de proveedor.

Tipos de proveedores

Médicos/Doctores

Los MD (Doctor en Medicina) y los DO (Doctor en Medicina Osteopática) son médicos con licencia en los Estados Unidos que pueden ejercer la medicina. Obtienen una licenciatura y asisten a cuatro años de escuela de medicina seguidos de tres a siete años de capacitación en un programa de residencia, centrándose en una especialidad, desde medicina familiar hasta dermatología y cirugía cerebral. Tanto los MD como los DOs pueden dedicarse a las mismas especialidades. Algunos médicos reciben capacitaciones más específicas para las becas, pero es posible que no interactúe con ellos en la atención primaria. La diferencia entre los MD y los DOs es su enfoque filosófico de la medicina. Los médicos practican la medicina alopática, que se centra en el diagnóstico y tratamiento de afecciones específicas. Los DO practican la medicina osteopática, que enfatiza la capacidad del cuerpo para curarse a sí mismo y adopta un enfoque más holístico para el cuidado del paciente. Los DO reciben capacitación adicional en el Tratamiento Manipulativo Osteopático (OMT), una técnica práctica para diagnosticar, tratar y prevenir enfermedades o lesiones.

Residentes

Estos médicos se han graduado de la escuela de medicina, pero están siendo entrenados en un área particular de la medicina y, a menudo, brindan atención junto con sus médicos tratantes en grandes consultorios y hospitales docentes o centros médicos académicos afiliados a una universidad. En el cuidado primario, los residentes reciben formación en medicina interna, medicina familiar, pediatría y obstetricia/ginecología. Los residentes médicos constituyen una parte importante de la fuerza laboral de los proveedores de atención médica. (Hasta que no completen su formación, no ganan los mismos salarios que los médicos tratantes, por lo que los sistemas de salud se benefician económicamente de tenerlos en el personal). Cuando un residente lo atiende, debe presentarse como médico residente. **Debido a que los residentes aún están en capacitación, si tienes alguna duda sobre tu diagnóstico o recomendaciones de tratamiento, tienes derecho a pedir hablar con su médico tratante.** A menudo, traerán a los médicos tratantes sin tener que pedírselo. Esto garantiza que reciba la mejor atención de un médico experimentado.

Clínicos o proveedores de práctica avanzada

Los médicos no médicos incluyen Enfermeras Registradas de Práctica Avanzada (APRN) y Asistentes Médicos (PA).

Las APRN pueden ejercer como Enfermeras Practicantes, Enfermeras Parteras Certificadas y Enfermeras Anestesistas (estas últimas trabajan en sistemas de pacientes hospitalizados y centros quirúrgicos, no en atención primaria). Primero obtienen su licenciatura y su licencia de enfermería registrada (RN). Muchos trabajan como enfermeras registradas antes de obtener su maestría en una especialidad médica. Con esta experiencia en el cuidado, es más probable que muchos APRN enfaticen el cuidado integral de la persona y comuniquen información de salud en palabras que puedan entender fácilmente. Algunos APRN tienen un Doctorado en Práctica de Enfermería (DNP), que requiere uno o dos años más de educación que una maestría. Los APRN de atención primaria se especializan en medicina geriátrica y de adultos, medicina familiar, salud de la mujer, pediatría y psiquiatría. Los RN de práctica avanzada son proveedores con licencia independiente. Algunos estados requieren que los APRN trabajen en colaboración o bajo la supervisión de un médico. Actualmente, 28 estados y el Distrito de Columbia permiten que los APRN ejerzan independientemente de la supervisión de un médico. En estos estados, los APRN pueden evaluar, evaluar y diagnosticar afecciones, recetar medicamentos, hacer referidos y facturar por sus servicios bajo su propia licencia. Realizan muchas de las mismas tareas que los médicos.

Los asistentes médicos deben tener una licenciatura de 4 años antes de comenzar la escuela de posgrado en medicina general. Su formación sigue el modelo de la educación de la escuela de medicina. Una maestría en PA, que tarda un promedio de tres años en completarse, puede ser una Maestría en Estudios de Asistente Médico (MPAS) o una Maestría en Servicios Clínicos de Salud (MCHS). Los PA deben ser supervisados por médicos hasta cierto punto en todos los estados de los EE. UU., pero la cantidad de supervisión varía de un estado a otro. Pueden tomar historias clínicas, realizar exámenes físicos, solicitar exámenes de detección y pruebas de laboratorio, realizar pruebas diagnósticas de rutina, hacer diagnósticos y derivaciones, y ayudar en las cirugías. Pueden ordenar medicamentos autorizados por un médico. En algunos estados, los PA pueden abrir su propio consultorio, pero aún deben colaborar con un médico supervisor.

También es posible que veas a estudiantes estudiando para ser enfermeras practicantes y asistentes médicos. Los estudiantes deben presentarse como tales. Durante tu consulta, también debes consultar a su preceptor clínico (un APRN o PA en ejercicio), quien se asegurará de que hayas recibido la mejor atención y de que te hayan contestado todas tus cuestiones durante tu consulta.

Capítulo Cuarto

Tu proveedor de atención primaria (PCP)

———————

La mayoría de los planes de seguro médico recomiendan o requieren que tenga un PCP. Cualquiera de los proveedores de atención médica mencionados en el Capítulo Tres puede servir como uno. Su PCP se desempeña como el director de su viaje de atención médica.

La mayoría de los MD y DO de cuidado primario tienen certificaciones en medicina familiar, medicina interna o pediatría. Aunque la mayoría de los médicos de obstetricia y ginecología (OB/GYN) se consideran especialistas, los obstetras y ginecólogos también pueden ser su médico de atención primaria. Los médicos de medicina familiar atienden a los pacientes desde el nacimiento hasta la vejez. Los médicos de medicina interna, también llamados internistas, se especializan en la atención de adultos mayores de 18 años. Los pediatras generalmente atienden a los pacientes desde el nacimiento hasta los 21 años, aunque algunos refieren a los pacientes a un nuevo proveedor cuando cumplen los 18 años. Los obstetras y ginecólogos se encargan de todos los problemas de salud de la mujer. Algunos se consideran especialistas y solo brindan atención médica específica para la mujer, como exámenes de bienestar para la mujer, atención reproductiva, prenatal y posnatal. Los APRN o PA también pueden especializarse en medicina familiar o de adultos, pediatría y salud de la mujer.

Un proveedor primario sabe más sobre la salud, el bienestar y el sistema de atención médica que ti, por lo que es su responsabilidad enseñar y guiarte. Como mencioné anteriormente, tu registro médico es tu tarjeta de informe de salud. Las calificaciones que obtenga con respecto a su salud y bienestar dependen de ti. Pero si no tienes buenos maestros, es posible que no obtengas buenas calificaciones y, como resultado, tu salud se vea afectada.

En décadas anteriores, se podía esperar que tu médico de atención primaria controlara tu salud durante muchos años, tal vez incluso durante toda tu edad adulta. Pero con la alta rotación de proveedores y el agotamiento, esto rara vez ocurre hoy en día. Un proveedor puede permanecer en un consultorio durante varios años, frustrarse y pasar a otro consultorio. Con la gran demanda de médicos de atención primaria en casi todas las regiones de los EE. UU., es fácil que se reubiquen y te dejen buscando un nuevo proveedor.

Es difícil confiar en tu proveedor cuando vez a una persona diferente cada vez o pierdes a un proveedor que llegaste a conocer desde hace años. Este es un gran problema en la atención médica actual. Las organizaciones de atención médica con fines de lucro financieros no valoran a los pacientes lo suficiente como para invertir en mantener buenos proveedores de atención primaria. Como paciente, debes aprender a exigir más, por lo que te brindo las herramientas para que te hagas cargo de su salud y obtengas lo mejor de cada visita de atención médica, independientemente de cuánto tiempo hayas conocido a tu proveedor.

Encontrar el mejor PCP para ti

Es posible que pasen años sin necesitar más que un chequeo anual, pero cuando tengas un problema médico, desearas un médico de atención primaria a tu lado en el que puedas confiar para respetar y cumplir tus objetivos de salud.

Un buen médico de atención primaria ofrece continuidad de la atención, gestión integral de la salud y orientación personalizada que puede conducir a mejores resultados de salud, detección temprana de problemas potenciales y una navegación más eficiente del complejo sistema de atención médica. En la mayoría de las Organizaciones de Mantenimiento de la Atención Médica (HMO, por sus siglas en inglés), debes consultar a tu PCP antes de poder obtener referidos para cualquier servicio médico especializado.

Dependiendo de tu seguro de salud (consulta el Capítulo Ocho para obtener más información sobre los tipos de seguro), es posible que se te pida que elijas un PCP dentro de la red de tu seguro. O tu plan de seguro médico puede asignarte un PCP. Si tienes los recursos para hacerlo, puedes considerar un médico de atención primaria en un consultorio de medicina de conserjería, donde pagas una tarifa de membresía por cuidado médico durante todo el año.

Si no puedes elegir, puedes usar las herramientas que aprenderás en este libro para asegurarte que recibas la mejor atención posible. Sabes que tienes derecho a cambiar de proveedor en cualquier momento. El reto será encontrar uno que acepte nuevos pacientes.

Si puedes elegir a tu proveedor, pídeles a tus familiares y amigos que te recomienden y revisa las reseñas en línea. También puedes verificar las credenciales de antecedentes en el sitio web de la práctica del proveedor. Usa tu primera cita para "conocerlo" y hacer preguntas sobre el enfoque de atención del proveedor y evaluar qué tan bien escucha tus preguntas y como responde. Averigüe de qué red de atención médica forman parte y si tienen buenas relaciones con otros proveedores de la comunidad. Si es un profesional independiente, ¿quién ofrece atención de respaldo? ¿Te sientes seguro de que cumplirán tus objetivos de salud y te permitirán participar en tu propio cuidado? ¿Te sientes cómoda haciendo incluso las preguntas más íntimas sobre tu cuerpo y tu salud?

Es posible que no puedas elegir a tu proveedor, pero aún puedes conocerlo en la primera consulta y hacerle las mismas preguntas. Personalmente, he tenido pacientes que han visto a otros proveedores antes de verme, diciéndome abiertamente sobre sus malas experiencias con otros proveedores y que es mejor que yo sea diferente. Para romper el hielo, por lo general respondo: "Ah, pero sin presión", pero los animo a que me cuenten sus preocupaciones primero antes de abrir su registro médico electrónico.

Si el primer proveedor con el que te reúnes no cumple con tus estándares de atención y tienes varias opciones para elegir, no dudes en encontrar otro que sí lo haga.

Capítulo Quinto

Salud proactiva: el poder de la atención preventiva

La atención médica no se limita a la atención de enfermos. Si bien incluye visitas por enfermedad, que son fundamentales para restaurar una buena salud, también incluye visitas anuales de bienestar para administrar tu salud de manera proactiva y prevenir problemas futuros.

Todos debemos priorizar la atención preventiva y los chequeos regulares para evitar los efectos negativos en cascada de la enfermedad y garantizar una mejor salud general y satisfacción con la vida. Si estás sana y no tienes una enfermedad crónica, este chequeo que se realiza una vez al año es su oportunidad de comprender sus factores de riesgo, recibir educación sobre la prevención de enfermedades y dolencias, y hacerse las pruebas de detección que necesita para mantener un estado de bienestar y vivir una vida más saludable. Si solo te relacionas con el sistema de atención médica para las visitas por enfermedad, estás perdiendo una valiosa oportunidad de aprender cómo puede lograr una buena salud y bienestar de por vida.

Desafortunadamente, demasiadas personas ignoran su visita de atención preventiva recomendada, y colectivamente nos estamos enfermando más, viviendo menos años y gastando una cantidad obscena de dinero en atención médica.

La atención preventiva te ayuda a controlar tus riesgos de salud

Todo el mundo tiene riesgos para la salud, y es importante que entiendas el tuyo. Nadie puede evitar el riesgo. Sin embargo, hay muchas cosas que puedes hacer para reducir tu riesgo. Piénsalo. Cada vez que te subes a un automóvil, existe el riesgo de sufrir un accidente. Tu minimizas tus riesgos usando el cinturón de seguridad y siguiendo los semáforos, las señales de alto y el límite de velocidad. El mismo concepto se aplica a tu salud.

La atención médica preventiva se puede comparar con el mantenimiento del automóvil, algo que la mayoría de los adultos entienden. Es probable que uses el combustible correcto, realices cambios de aceite y afinaciones regulares, y compres un seguro para cubrir accidentes. Esto ayuda a garantizar que tu automóvil no se descomponga en la autopista o desarrolle problemas que sean prohibitivos de solucionar.

Lo que debes preguntarte es: "¿Estás dispuesto a tratar a tu cuerpo con la misma consideración con la que tratas a tu automóvil?" Si esperas para ponerte en contacto con un proveedor de atención médica hasta que estés tan enferma que no puedas ignorar tus síntomas, es posible que necesites visitas más frecuentes (y más costosas) a tu médico de cabecera y/o especialistas médicos para un control de salud continuo. En ese caso, no solo te enfrentarás a facturas médicas potencialmente paralizantes, sino también a la posibilidad de una calidad de vida reducida y pérdida de ingresos por tener que faltar al trabajo. Las afecciones crónicas que podrían haberse prevenido o manejado a tiempo podrían limitar tu capacidad para disfrutar de las actividades diarias, pasar tiempo con sus seres queridos o perseguir sus objetivos profesionales. Además, el estrés de lidiar con problemas de salud graves puede afectar tu bienestar mental y tus relaciones.

Si eres una mujer o una persona de color, lo tienes un poco más difícil. Tienes más desafíos y puedes enfrentar más discriminación en el sistema de atención médica y, como resultado, puedes tener un mayor riesgo de enfermedades crónicas, a menudo prevenibles, como enfermedades cardíacas, diabetes y algunos tipos de cáncer. Pero con el conocimiento y las acciones adecuadas, puede tomar el control de tu camino hacia la salud, ser tu mejor defensor de la salud y mejorar tus resultados.

La atención preventiva es más barata que la atención por enfermedad

Una visita preventiva anual a menudo no tiene un copago y algunos planes de seguro te recompensan por recibir esta visita, ya que es más barato para las aseguradoras de salud mantenerte saludable que pagar por tu atención médica cuando te enfermas o necesitas ser admitido en el hospital. Si tienes programada una consulta por enfermedad, pero estás atrasada para una visita preventiva anual, es posible que tu proveedor pueda abordar ambos problemas y facturar una visita preventiva, lo que te ahorrará dinero y tiempo. (Por supuesto, si solo deseas que se abordes tu problema de salud, ¡esa también es tu elección!)

La verdad sobre las vacunas

Las vacunas son una parte fundamental de la atención médica preventiva. Desde que se introdujeron las vacunas a principios del siglo XX, se consideraron, sin mucho debate, algo bueno. Reducen el riesgo de infectarse con virus. Algunos virus, como la influenza (gripe) y el COVID, mutan o cambian. Es por eso por lo que cada año hay una nueva vacuna contra estos virus. Es posible que la vacuna no necesariamente evite que te enfermes, pero si te enfermas, reducirá la gravedad de tus síntomas y te ayudará a recuperarse más rápidamente.

Durante la pandemia de COVID, las vacunas se convirtieron inapropiadamente en un tema político candente. La realidad es que necesitamos vacunas, tanto en la infancia como a medida que envejecemos. Algunas de estas vacunas son críticas cuando somos adultos mayores.[iii]

A lo largo de los años, se han salvado miles de millones de vidas gracias a las vacunas. Incluso con la pandemia de COVID, millones más habrían muerto sin las vacunas. La viruela ha desaparecido para siempre gracias a las vacunas. La poliomielitis también: rara vez se ve poliomielitis en el mundo desarrollado hoy en día. ¿Varicela? Menos niños contraen varicela ahora debido a la vacuna. Lo mismo con el sarampión y las paperas. El virus del papiloma humano (VPH) es la infección de transmisión sexual (ITS) número uno. Si alguna vez has tenido relaciones sexuales, o estás teniendo relaciones sexuales, tus probabilidades de estar expuesto al VPH son altas, incluso mayores cuantas más parejas sexuales hayas tenido. La vacuna contra el VPH está ayudando a reducir las enfermedades y muertes relacionadas con el VPH.

Capítulo Sexto

Cuidado de la salud integral de la persona para el bienestar general

---

Mi enfoque de la salud y el bienestar es el cuidado integral de la persona porque no existes en una burbuja. El cuidado integral de la persona va más allá de los síntomas físicos, reconociendo que su salud general y su calidad de vida dependen de mantener un buen bienestar físico, mental, emocional, social y espiritual. Estos aspectos de tu salud están profundamente interconectados, cada uno influye en los demás. Tu entorno, tus elecciones de estilo de vida y tu historial personal juegan un papel crucial en tu bienestar general, afectando no solo tu estado actual sino también tu salud futura.

Si bien tu pasado influye en tu salud presente, no tienes por qué definir tu bienestar en el futuro. A medida que buscas optimizar tu salud, busca proveedores que promuevan la atención médica integral.

Para ilustrar la necesidad de cuidar a la persona en su totalidad, puedo ofrecer algunos ejemplos del peligro de centrarse únicamente en los síntomas físicos.

Ejemplo 1: el resfriado común

Es posible que acudas a una visita por enfermedad con dolor de garganta, tos y congestión, y que exiges antibióticos porque quieres mejorar más rápido y continuar con tu vida ocupada. Esta puede ser la primera cita médica que has tenido en años. Has tenido cosas que hacer, hijos que cuidar, jefes a los que complacer, largas horas de trabajo para poder pagar tus facturas u obtener esa promoción, o estrés cuidando a tus padres. Tal vez no tengas seguro o dinero para pagar las consultas o nunca te hayan dicho lo importante que es la atención médica.

Tu proveedor de atención médica, que sabe poco sobre ti, te pregunta sobre tus síntomas: ojos llorosos, secreción nasal, dolor de garganta, dolor de cabeza, dificultad para respirar, congestión, fiebre, escalofríos, tos, si es productivo o no, el color de su mucosidad, etc. Te preguntan cuándo comenzaron los síntomas, qué has tomado para ellos, si has tenido los mismos síntomas en el pasado. Es posible que te pregunten con quién vives y si otras personas en tu casa tienen síntomas similares y si recibieron tratamiento por algo. Deben hacer un examen físico (pero es posible que no), que podría incluir escuchar los pulmones y el corazón y examinar los ojos, los oídos, la nariz y la boca. En función de tu solicitud de antibióticos, el proveedor puede darte una receta y mandarte a tu casa. Tu historial médico pudo o no haber sido revisado contigo (especialmente si tu cita fue con un proveedor nuevo o porque solo estuviste allí por un resfriado).

Pero aquí está la cosa. Los resfriados son muy comunes, a menudo autolimitados, lo que significa que son causados por un virus, no por una bacteria. Algunas personas son más propensas a los resfriados que otras. ¿Por qué? Las personas que están crónicamente estresadas (no comen bien, carecen de sueño, pasan la mayor parte de sus días sentadas, tienen trabajos o situaciones de vida estresantes, o se sienten solas y aisladas) pueden tener un sistema inmunológico más débil y no pueden defenderse del resfriado común.

Un proveedor que ofrece atención integral a la persona y se enfoca en tu bienestar general discutiría el estilo de vida y los síntomas físicos. Es posible que te receten medidas de confort, como descanso, hidratación, analgésicos de venta libre, aerosol nasal para la congestión o pastillas para la tos con mentol. Es posible que te expliquen por qué una solución rápida ahora puede afectar tu salud y estilo de vida en el futuro, y que aprovechen la visita para aconsejarte sobre formas de evitar enfermedades futuras.

Un proveedor que ofrece atención para enfermos puede responder a tu deseo de continuar con tu vida con una receta de antibióticos, sin hacer pruebas para ver si tiene una infección bacteriana. Si tomas antibióticos cuando no se necesitan (los antibióticos son solo para infecciones bacterianas, no virales), pueden causarte más daño, si no ahora, más adelante. De hecho, el uso excesivo de antibióticos para las infecciones virales ha causado un rápido aumento en la resistencia a los antibióticos, un problema de salud grave y creciente en el que las bacterias desarrollan la capacidad de derrotar a los medicamentos diseñados para matarlas. Muchos antibióticos ya han perdido su efectividad, por lo que cuando realmente tienes una infección bacteriana, no la tratarán.

Los científicos también tienen otras preocupaciones sobre el uso excesivo de antibióticos. Están estudiando los efectos de cómo los antibióticos afectan al microbioma intestinal, es decir, al ecosistema digestivo. Existe cierta preocupación de que el uso excesivo de antibióticos pueda estar asociado con el cáncer colorrectal.[iv] Además, los niños que recibieron múltiples ciclos de antibióticos pueden experimentar una alteración temprana en su microbioma intestinal en desarrollo y tener un mayor riesgo de sufrir problemas de salud más adelante en la vida.

Si bien los antibióticos son medicamente cruciales para las infecciones bacterianas, deben usarse solo cuando sea necesario y tomarse exactamente como se recetaron. Nunca debes dejar de tomarlos para una infección bacteriana antes de terminar el curso completo. El uso inadecuado puede provocar resistencia a los antibióticos.

Ejemplo #2: infección candidiasis vaginal

Este es otro ejemplo de cómo el cuidado integral de la persona beneficia tu salud, uno muy común que veo regularmente en mi práctica de salud de la mujer. María hizo una cita para la picazón vaginal. Nunca la había visto antes, pero la pusieron en mi agenda como una cita sin cita previa. Leí en su historial médico que tenía diabetes no controlada. Su expediente mostraba que había tenido muchas visitas por el mismo problema y que le habían recetado medicamentos orales para la infección cinco veces durante el año anterior. También había probado medicamentos de venta libre para la infección. Pero nunca se hizo un examen ni se le tomaron cultivos vaginales para confirmar que tenía una infección candidiasis vaginal. Me dijo que la picazón era tan intensa que no podía sentarse y no podía tener relaciones sexuales con su esposo, lo que le causaba más estrés.

Debido a su diabetes, le pregunté sobre su dieta. Me dijo que su desayuno era pan dulce y café con leche y azúcar. A veces comía avena. Para el almuerzo normalmente comía un trozo de carne con verduras y tres tortillas. Para la cena, comió carne, arroz, frijoles y cuatro tortillas.

María dijo que estaba tomando su medicamento para la diabetes, pero que su médico a menudo "le gritaba" porque no estaba controlando su azúcar. Después de criticar su comportamiento, le receto más medicamentos. Le pregunté si alguna vez le habían dicho lo que debía comer y me respondió que le habían dicho "que comiera sano". Pero su dieta demostraba claramente que no entendía lo que significaba "saludable". No era consciente de que lo que estaba comiendo estaba contribuyendo a su diabetes no controlada. Le pregunté si entendía la relación entre lo que comía y sus infecciones recurrentes por hongos y me respondió que no.

Los síntomas físicos son la forma en que nuestro cuerpo nos habla. Para María, su cuerpo estaba tratando de comunicarse con ella a través de una intensa picazón vaginal que no estaba controlando su diabetes. Su diabetes e infección por hongos necesitaban ser controladas no solo tomando su medicación, sino también comiendo una dieta baja en glucosa (a la levadura le encanta darse un festín con azúcar) y siendo más activa físicamente. Podría haberle dado una receta y enviarla a su camino, el camino fácil. En su lugar, hice un examen y encontré los labios vaginales clásicos rojos e hinchados con una secreción espesa y grumosa de color amarillo verdoso. Le hice un cultivo vaginal para asegurarme de que tenía un tipo específico de infección candidiasis vaginal. También comprobé si había una infección del tracto urinario (ITU), porque las infecciones urinarias y la levadura a menudo se presentan con molestias similares. La tira reactiva de orina fue negativa (al igual que el cultivo de orina que se envió al laboratorio).

Escribí una receta y la animé a mantener el área limpia y seca, usar un protector de humedad a base de ungüento como la vaselina durante el día para calmar el área y aplicar compresas frías para las molestias hasta que el medicamento hiciera efecto. El cultivo vaginal dio positivo para Candida albicans (el tipo más común de infección candidiasis vaginal) y Candida glabrata (el tipo menos común). La medicación que receté fue apropiada para ambos tipos. Cuando le hice un seguimiento, me dijo que se sentía mejor.

El punto aquí es que, para empezar, nunca se le hizo la prueba de candidiasis vaginal y se le administraron medicamentos que trataban un tipo de infección, pero no el otro, sin tener la conversación de que su dieta podría ser un factor que contribuyera a su problema. Nuestra visita nos brindó la oportunidad de hablar sobre su diabetes, lo que la estaba empeorando y lo que se podía hacer para mejorarla y prevenir futuras infecciones por hongos. Hablar con ella me llevó algún tiempo, pero aproveché bien nuestra visita de 20 minutos. Se fue con más conocimiento del que tenía antes.

Estos ejemplos ilustran el hecho de que el problema que se presenta es más que los síntomas. No puedes separar un problema de atención médica (o en este caso un problema de atención médica) de todas las demás cosas que suceden en tu vida. Es más probable que un proveedor de atención médica con un enfoque integral de la persona descubra las causas fundamentales de tus síntomas y comprendas cómo interactúan varios aspectos de su vida para afectar tu salud.

Capítulo Siete

Dónde obtener la atención médica que necesita

————————

En la época en que la atención médica era más sencilla, si tenías un problema de salud, podías llamar al consultorio de tu médico, hablar con una recepcionista conocida y obtener una orientación clara sobre qué hacer. Hoy en día, el panorama de la atención médica ha cambiado drásticamente, lo que hace que sea menos obvio dónde buscar atención. Con consultorios de atención primaria, centros de atención de urgencia, clínicas minoristas, telemedicina e instalaciones especializadas, las opciones pueden ser abrumadoras.

En este capítulo, desgloso los diferentes tipos de visitas y lo que suelen implicar, cómo se facturan y lo que puedes esperar pagar como paciente. Al comprender estas distinciones, estarás mejor equipada para elegir el tipo de atención adecuado para tus necesidades y comprender las implicaciones financieras de tus opciones de atención médica. Ya sea que te estés enfocando en la atención preventiva o lidiando con una enfermedad aguda o crónica, este conocimiento te ayudará a navegar por el sistema de atención médica con más confianza.

Visita de bienestar

La visita de bienestar, como se señaló anteriormente, también se conoce como una visita anual de salud preventiva. Por lo general, se realiza en un consultorio de atención primaria e implica una revisión de pies a cabeza de tu cuerpo (haciéndote preguntas sobre cualquier síntoma físico, mental o emocional que puedas tener) y tus antecedentes de salud. Esta consulta es más completa que otros tipos de visitas. (en el Capítulo Nueve tendremos un resumen completo de esta visita). Tu médico de atención primaria revisará tus signos vitales y te ordenará análisis de sangre para detectar enfermedades comunes como diabetes, enfermedades cardíacas, disfunción renal o tiroidea y anemia. Una visita preventiva anual a menudo no tiene un copago y algunos planes de seguro te recompensan por completar esta consulta.

Visita por enfermedad

Cuando tienes un problema en especial, haces una cita para una consulta por enfermedad. Esta cita puede ser con tu médico de atención primaria o con un especialista médico. Dependiendo de tu seguro, es posible que tengas que pagar un copago por cualquier visita por enfermedad. Si programas una visita por enfermedad, pero estás atrasada para una visita preventiva anual, es posible que tu proveedor pueda hacerte un chequeo al mismo tiempo y facturar el diagnóstico y la prescripción de tratamiento para tu enfermedad en una visita preventiva, lo que te ahorrará dinero y tiempo.

Visitas de atención de urgencia/atención inmediata

Cuando estés enferma y necesitas ver a un proveedor, pero no puedes obtener una cita el mismo día para ver a tu propio PCP (o no tienes un PCP), puedes ir a un centro de atención de urgencia/atención inmediata en su área. Atención urgente e inmediata son palabras diferentes para el mismo servicio. Las clínicas de atención urgente/inmediata a menudo tienen horarios más largos que los consultorios de atención primaria y pueden estar abiertas por las tardes y los fines de semana. **La atención de urgencia puede ser una alternativa rentable a la sala de emergencias para problemas no críticos.** Es posible que tengan más equipo que los consultorios de PCP, pero no tanto como una sala de emergencias. Puedes esperar pagar copagos más altos por la atención de urgencia que por una visita programada al PCP, pero eso depende de tu cobertura de seguro. El proveedor que veas en la atención de urgencia solo se ocupará de tu problema urgente, no de todo lo demás que sucede en tu cuerpo y en tu vida.

Clínicas de venta al por menor

Las clínicas minoristas, que por la mayoría se encuentran en farmacias o grandes tiendas de supermercado o similar, ofrecen atención conveniente y sin cita previa para problemas de salud comunes como infecciones menores, vacunas y exámenes de salud básicos. Por lo general, cobran una tarifa plana por cada servicio, que probablemente es más baja que las consultas tradicionales al consultorio del médico. Si bien estas clínicas brindan acceso rápido a la atención, es posible que no ofrezcan la continuidad de la atención o los servicios integrales que puede ofrecer tu PCP. Los problemas de salud complejos deben ser abordados por tu médico de atención primaria o un especialista.

Atención de emergencia

Cuando tengas un problema crítico que ponga en peligro tu vida, debes buscar atención en una sala de emergencias/departamento de emergencias (ER/ED) de un hospital. (Consulta la lista a continuación para conocer los problemas que se consideran críticos y potencialmente mortales). En algunas áreas remotas, la sala de emergencias puede ser el único lugar para recibir atención. La sala de emergencias es el único lugar que, por ley, no puede rechazarte y está abierto las 24 horas del día, los 7 días de la semana. Sin embargo, debido a su costo, se debe evitar la atención de emergencia si tu condición no es crítica. Veo a pacientes que visitan las salas de emergencia por infecciones del tracto urinario, pruebas de embarazo o pruebas de infecciones de transmisión sexual (ITS). Con demasiada frecuencia, los pacientes atendidos en los departamentos de emergencia reciben un tratamiento excesivo para detectar posibles infecciones incluso antes de que lleguen los resultados. Por ejemplo, a alguien que presenta flujo vaginal o dolor pélvico se le pueden recetar antibióticos, doxiciclina, ceftriaxona y metronidazol. Como mencioné antes, tomar antibióticos cuando no tienes una infección puede provocar más daño. Tampoco recibes atención de seguimiento cuando vas a la sala de emergencias, incluso si vas con frecuencia. Además, los proveedores de atención médica de la sala de emergencias rara vez tienen tiempo para educarte sobre el manejo de la salud cuando tienes una enfermedad crónica como presión arterial alta.

Nota importante

¡Ten precaución! El hecho de que puedes recibir atención de emergencia no significa que esta atención sea gratuita. Es exactamente lo contrario. La atención de emergencia es extremadamente costosa. Los estudios de radiografía, como una tomografía computarizada (TC), que pueden costar menos de $500 cuando se programan con anticipación, pueden costar más de $5,000 en la sala de emergencias. Tú serías responsable de pagar cualquier parte de la factura que no esté cubierta por tu plan de seguro (o la totalidad de la factura si no tienes seguro). Si no pagas tu factura, te enviarán a una agencia de cobranzas, lo que afectará tu reporte de crédito. En algunos casos, los hospitales pueden ofrecerte ayuda financiera (pero es posible que no la mencionen). Por lo tanto, asegúrate de preguntar sobre esto si no tienes seguro, no tienes Medicaid o no ganas suficiente dinero para pagar la factura completa en tu vida.

Señales de que necesita atención de emergencia

El Colegio Americano de Médicos de Emergencia (American College of Emergency Physicians) ofrece los siguientes consejos sobre cuándo ir a la sala de emergencias. Si sus síntomas no están en la lista, llama al consultorio de tu proveedor para obtener orientación.

Ten en cuenta que esta lista no representa todos los tipos de signos o síntomas que podrían ocurrir, por lo tanto, si crees que tu u otra persona puede estar teniendo una emergencia médica, llama al 911 o busca atención médica inmediata. Cuando un técnico de emergencias médicas (EMT, por sus siglas en inglés) viene a su casa para revisarte, puede determinar si necesitas ir al departamento de emergencias.

Síntomas de emergencia médica para adultos

- Dificultad para respirar, falta de aliento
- Dolor o presión en el pecho o en la parte superior del abdomen que dura dos minutos o más
- Desmayos[3], mareos repentinos, debilidad
- Cambios en la visión
- Atragantamiento[4]
- Lesión en la cabeza o la columna vertebral
- Lesiones debidas a un accidente automovilístico grave, quemaduras o inhalación de humo, casi ahogamiento, heridas profundas o grandes u otras lesiones graves
- Ingestión de una sustancia venenosa
- Dificultad para hablar
- Confusión o cambios en el estado mental, comportamiento inusual, dificultad para despertarse
- Cualquier dolor repentino o intenso
- Sangrado incontrolado[5]
- Vómitos o diarrea intensos o persistentes
- Toser o vomitar sangre
- Sentimientos suicidas u homicidas
- Dolor abdominal inusual [6]

---

3. https://www.emergencyphysicians.org/article/know-when-to-go/fainting

4. https://www.emergencyphysicians.org/article/health--safety-tips/choking--heimlich-manuever

5. https://www.redcross.org/take-a-class/first-aid/first-aid-training/first-aid-classes/until-help-arrives

6. https://www.emergencyphysicians.org/article/know-when-to-go/stomach-pain

Síntomas de emergencia médica pediátrica

- Dolor de cabeza intenso o vómitos, especialmente después de una lesión en la cabeza[7]
- Sangrado incontrolado
- Incapacidad para ponerse de pie o caminar inestable
- Inconsciencia
- Respiración anormal o difícil
- Piel o labios que se ven azules, morados o grises
- Dificultades para alimentarse o comer
- Dolor creciente o intenso y persistente
- Fiebre[8] acompañada de cambios en el comportamiento (especialmente con un dolor de cabeza intenso y repentino acompañado de cambios mentales, rigidez en el cuello y la espalda)
- Cualquier cambio significativo del comportamiento normal:
  - Confusión o delirio
  - Disminución de la capacidad de respuesta o el estado de alerta
  - Somnolencia excesiva
  - Irritabilidad
  - Incautación[9]
  - Comportamiento extraño o retraído
  - Letargo

Cualquier persona que piense que está teniendo una emergencia médica no debe dudar en buscar atención. La ley federal garantiza que cualquier persona que acuda al departamento de emergencias

7. https://www.emergencyphysicians.org/article/pediatrics/child-head-injury

8. https://www.emergencyphysicians.org/article/pediatrics/fever-in-children

9. https://www.emergencyphysicians.org/article/pediatrics/childhood-seizures

reciba tratamiento y se estabilice, y que su seguro brinde cobertura basada en los síntomas, no en un diagnóstico final.[v]

Si el inglés no es tu lengua materna

Si no te sientes cómoda teniendo una consulta en inglés porque no es tu idioma preferido, tu proveedor no habla tu lengua materna o eres sordo y tu proveedor no hace señas, **por ley en los Estados Unidos se te deben ofrecer servicios de traducción.** Esto está cubierto por la Ley de Estadounidenses con Discapacidades.[vi]

Esto también es cierto cuando haces una cita, te registras para una consulta o interactúas con cualquier persona de tu equipo de atención médica. Por supuesto, esto es de sentido común, pero el sentido común no es tan común. ¿Cómo vas a sacar el máximo provecho de tu visita si la persona que te cuida no te entiende y tú no la entiendes a ella? Algunos lugares tienen políticas sobre hacer que los miembros de la familia traduzcan y esto varía según la práctica clínica. Toma en cuenta que si no te sientes cómoda con que una visita se realice únicamente en inglés porque tu proveedor no habla tu idioma nativo, tienes derecho a solicitar un traductor. La responsabilidad de encontrar un traductor no es tuya ni se te debe exigir que pagues por los servicios de traducción, es responsabilidad de la clínica o consultorio.

Derecho del paciente a la privacidad

Si traes a un niño mayor de 12 años o a un padre o amigo anciano para que cuides, sepa que el paciente tiene derecho a la privacidad y se le debe preguntar si desea tener su visita solo. Habla de esto con el proveedor al comienzo de la consulta. Cuando un padre o tutor trae a un adolescente a verme, siempre le pregunto al paciente si quiere que su padre esté allí, ya que le haré algunas preguntas delicadas, tal vez vergonzosas. Quiero que se sientan libres de ser abiertos y honestos y que desarrollen confianza en mí. La mayoría de las veces, los padres lo entienden, pero a veces se enojan. Creo que cuanto antes los adolescentes y los adultos jóvenes aprendan a tener control sobre su propia salud, y aprendan a ser proactivos, más se responsabilizarán también de ello.

Capítulo Ocho

Entendiendo el Seguro de Salud

———

Probablemente has comprado un seguro para tu casa o apartamento, tu automóvil y tal vez incluso tu teléfono para que puedas reemplazar estos costosos elementos esenciales si se dañan, se pierden o son robados. Sin embargo, cuando se trata de un seguro de salud, puedes pensar que es un lujo que no puedes permitirte. El seguro de salud es más importante que cualquier otro tipo de seguro. Es una cobertura para tu cuerpo, la única que tendrás, y garantiza que estés preparado financieramente para problemas de salud inesperados.

No importa cuán saludable estés hoy, los accidentes y las enfermedades graves pueden ocurrirle a cualquiera, en cualquier momento. Si te enfermas o te lastimas mucho, es parte de la naturaleza humana querer seguir adelante con todas tus fuerzas con recomendaciones de tratamiento que pueden costar decenas de miles, o incluso cientos de miles de dólares. El problema es que ningún tratamiento es gratuito. Las salas de emergencia tienen que tratarlo y estabilizarlo, sin pedirle la información de su seguro; pero también te cobrarán. Las facturas médicas pueden ser financieramente devastadoras y nuestro sistema de atención médica es implacable cuando se trata de cobrar el dinero que creen que se les debe.

En 2023, el 7.7% de la población, o casi 26 millones de estadounidenses, no tenían seguro.[vii] Esto es menos que un máximo del 16% en 2010, pero no cuenta toda la historia. En un estudio de 2022, el 29% de las personas con cobertura de salud del empleador y el 44% de las que tenían cobertura individual o financiada con fondos públicos tenían un seguro insuficiente.[viii] La deuda de atención médica es la causa número uno de bancarrota personal y un importante contribuyente al estrés y la ansiedad.

Mi esperanza es que este capítulo ayude a aclarar el complejo mundo de los seguros de salud y a explicar tus opciones para que obtenga el seguro que necesita y nunca tengas que enfrentar la agonía paralizante de la deuda de atención médica.

¿Quién paga la cuenta?

El seguro de salud es uno de los temas políticos más debatidos. Si bien la mayoría de los estadounidenses están de acuerdo en que el acceso a la atención médica asequible debe ser un derecho humano, Estados Unidos es el único país desarrollado que no ofrece atención médica universal. Los responsables políticos no se ponen de acuerdo sobre si la atención sanitaria debe ser una responsabilidad compartida o personal. Muchos creen que los ricos no deberían subsidiar a los pobres. Pero yo, como la mayoría de los estadounidenses, creo que mantener a todos sanos beneficia a la comunidad en su conjunto. Después de todo, cuando las personas están sanas, pueden trabajar más, tener menos tiempo de enfermedad, impulsar la economía, cuidar de su familia y amigos, y poner menos carga financiera en nuestros planes de atención médica patrocinados por el gobierno.

Hoy en día, el sistema de salud de los EE. UU. depende en gran medida de los seguros privados, y los empleadores y / o individuos pagan las primas. Gracias a la Ley del Cuidado de Salud a Bajo Precio (ACA, por sus siglas en inglés), promulgada en 2010, más personas que no tienen beneficios patrocinados por el empleador tienen acceso a un seguro asequible a través del Mercado financiado con fondos públicos o están cubiertas por programas patrocinados por el gobierno federal, incluidos Medicare y Medicaid.

Seguro de salud patrocinado por el empleador

Según la Ley del Cuidado de Salud a Bajo Precio, los empleadores con al menos 50 empleados a tiempo completo (aquellos que trabajan 30 horas o más a la semana) están obligados a ofrecer cobertura de seguro médico asequible a sus trabajadores a tiempo completo y sus dependientes hasta los 26 años.

Las corporaciones que compiten por trabajadores y profesionales altamente calificados pueden proporcionar generosos beneficios de atención médica, sin costo para el empleado. Sin embargo, los beneficios del seguro de salud reducen las ganancias de la empresa, por lo que no es raro que las empresas ofrezcan seguros de salud con primas asequibles que tienen deducibles altos y copagos que el empleado promedio no puede pagar. Algunas empresas pueden ofrecer buenos beneficios, pero reducen los salarios de sus empleados para cubrir sus costos. Muchas empresas con menos de 50 empleados a tiempo completo no ofrecen beneficios. Algunas empresas limitan el trabajo de sus empleados a menos de 30 horas para no tener que ofrecer ningún beneficio.

Las diferencias en la cobertura de seguro patrocinada por el empleador no solo varían según el tamaño y el estatus de la empresa, sino también según la raza y el origen étnico de los empleados. Los blancos en general tienen más probabilidades de estar asegurados por sus empleadores, mientras que las personas de color tienen menos acceso a trabajos con buenos beneficios de seguro. Los empleadores tendrían una fuerza laboral más saludable si proporcionaran seguro de salud en lugar de considerar a sus empleados desechables y fácilmente reemplazables

Mercado de seguros de salud individuales y mercados públicos

Si no tienes beneficios de seguro médico a través de tu empleador, tienes la opción de comprar un seguro directamente de una compañía de seguros privada o a través del Intercambio de Seguros de Salud (Mercado) público, desarrollado a través de la Ley de Cuidado de Salud a Bajo Precio (ACA). La ACA, originalmente conocida como Obamacare, tiene una mala reputación por parte de muchos. Pero aquí está el detalle. El seguro de salud a través de una compañía de seguros privada es costoso. La ACA creó un mercado de seguros para las personas que no obtienen seguro médico a través de sus empleadores, que no califican para Medicaid, un programa financiado por el estado, o que viven en un estado que no tiene Medicaid ampliado. Cada plan en el Mercado tiene que cumplir con estándares específicos, como cubrir a las personas con condiciones preexistentes y proporcionar cobertura esencial sin un límite de beneficios anuales o de por vida.

El Mercado, al que puedes acceder a través del sitio web HealthCare.gov[10], proporciona subsidios que reducen los costos de tus primas si tu hogar tiene un ingreso entre el 100% y el 400% del nivel federal de pobreza. Cada estado está obligado a ofrecer este seguro. En 2024, 18 estados y Washington DC administraron sus propios mercados, operando sus propias plataformas de sitios web y centros de servicio al cliente. Otros estados utilizan la plataforma de inscripción en el sitio web del HealthCare.gov federal.

El Mercado hace que el seguro de salud sea increíblemente asequible para la mayoría de los estadounidenses. La mayoría de las personas que califican para un seguro subsidiado pagan $10/mes o menos por las primas. Pero para aquellos que tienen niveles de ingresos más altos, las primas son más altas. Para aquellos que no tienen muchos ingresos disponibles o que viven de cheque en cheque, las primas aún pueden parecer altas. Para saber si calificas para subsidios y cuáles serán los costos y beneficios de sus primas, visita Healthcare.gov.

---

10. https://www.healthcare.gov/

La inscripción abierta para el seguro médico a través del Mercado es del 1 de noviembre al 15 de enero. Si tienes un cambio en su vida o un cambio en tu empleo o ingresos, puedes calificar para la cobertura durante un período de inscripción especial.

Al igual que con los planes de seguro de salud financiados por el empleador, los planes del Mercado, por ley, deben cubrir a los hijos dependientes hasta que el hijo cumpla 26 años.[ix]

Seguro de salud financiado con fondos públicos

El seguro de salud financiado con fondos públicos incluye Medicaid, Expansión de Medicaid, Medicare, el Programa de Seguro Médico para Niños y el Servicio de Salud Indígena. Con la excepción de Medicare, que es administrado por una agencia federal, los programas de seguro de salud financiados con fondos públicos son administrados por los estados y financiados tanto por el gobierno federal como por el estatal. Durante tres años, durante la pandemia, estos programas se proporcionaron sin la necesidad de volver a determinar la elegibilidad anualmente para garantizar una cobertura continua. Cuando las pólizas de la era de la pandemia terminaron en mayo de 2023, muchas personas perdieron repentinamente su cobertura porque no se dieron cuenta de que ahora tenían que renovarla. Muchos estados ampliaron la cobertura de Medicaid para ayudar a esas personas a mantenerse aseguradas, mientras que varios estados, particularmente en el sureste, no lo han hecho, dejando a los más vulnerables sin cobertura. No es sorprendente que los estados con el acceso más pobre a un seguro de salud financiado con fondos públicos tengan algunos de los peores resultados de salud.

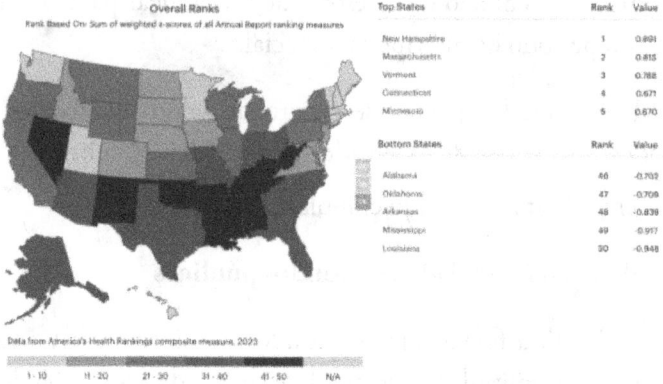

Overall by State
Rank based on: Sum of weighted z-scores of all Annual Report ranking measures

Fuente: America's Health Rankings United Health Foundation

https://www.americashealthrankings.org/api/v2/render/charts/
measure-national-summary/report/2023-annual-report/measure/
Overall/size/1200x600.png

Adult uninsured rates have fallen since 2019 but remain highest in states that have not expanded their Medicaid programs.

Percentage of adults ages 19-64 who are uninsured, by state (2021)

● Expanded Medicaid ◉ Had not expanded Medicaid

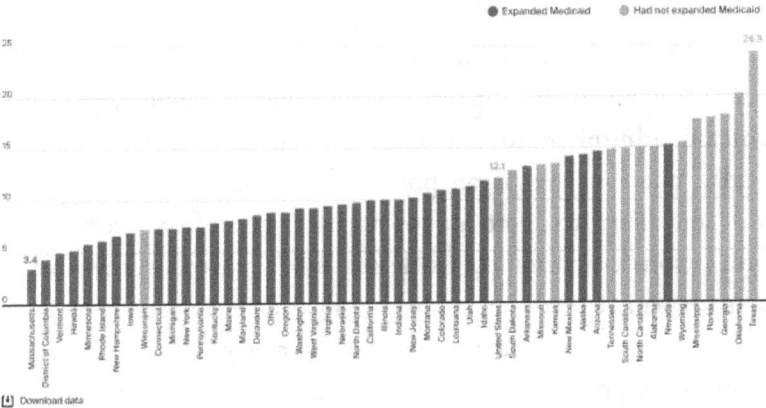

[↓] Download data

Note: States with orange shading had not fully expanded their Medicaid program under the Affordable Care Act by January 1, 2021.

Data: U.S. Census Bureau, 2021 One-Year American Community Survey, Public Use Microdata Sample (ACS PUMS).

Source: David C. Radley et al., The Commonwealth Fund 2023 Scorecard on State Health System Performance: Americans' Health Declines and Access to Reproductive Care Shrinks, But States Have Options (Commonwealth Fund, June 2023). https://doi.org/10.26099/kcas-cd24

https://www.commonwealthfund.org/publications/scorecard/2023/jun/2023-scorecard-state-health-system-performance

Medicaid es un seguro de salud para personas y familias de bajos ingresos, mujeres embarazadas, personas con discapacidades y ancianos. Medicaid es financiado principalmente por el gobierno federal, y los estados comparten un porcentaje de los costos y la responsabilidad de determinar quién es elegible y cómo se realizan los pagos. La elegibilidad se basa principalmente en los ingresos, pero también en otros factores (cada estado tiene sus propios criterios). Si solicitas un seguro de salud a través del Mercado público, sabrás si calificas para Medicaid o si debes comprar un seguro a través del Mercado.

Medicaid paga las visitas a la clínica/consultorio, las recetas, la atención de maternidad y los servicios de salud conductual. Medicaid también cubre los servicios de atención médica para pacientes hospitalizados y en el hogar. También se pueden proporcionar otros servicios, dependiendo del estado en el que vivas. No puedes usar Medicaid de un estado en otro.

Hay planes **de Medicaid directos** en los que los gobiernos estatales pagan directamente por sus servicios de atención médica y **planes de Medicaid administrado** que trabajan con compañías de seguros privadas, que a su vez pagan por estos servicios. Sus estructuras de tarifas son diferentes, pero ambos normalmente ofrecen servicios de coordinación de atención dentro de una red de proveedores elegibles. Si está en un plan de Medicaid administrado, debe recibir servicios dentro de una red de socios (especialistas y hospitales y, a veces, farmacias). No todos los proveedores de atención médica aceptan el seguro de Medicaid (directo o administrado) porque esos programas no reembolsan tanto a las compañías de seguros privadas. Incluso si está cubierto por un plan de seguro médico de Medicaid, puede ser más difícil obtener atención si los proveedores de atención médica de su área no la aceptan.

Para obtener más información sobre Medicaid en su estado y para ver si es elegible, consulta el enlace en la sección de recursos.

La expansión de Medicaid es un programa que reduce los requisitos para que las personas y familias con ingresos de hasta el 138% del nivel de pobreza califiquen para Medicaid. El gobierno federal proporciona subsidios a los estados que tienen programas de Medicaid ampliados, lo que reduce los costos para los estados. Los estados recibieron incentivos financieros adicionales en el Plan de Rescate Estadounidense de 2021 para expandir aún más Medicaid. A partir de 2024, 40 estados más Washington D.C. habían utilizado el programa para ampliar la cobertura, ayudando a reducir las desigualdades raciales en la atención médica.[x] Si bien muchos estados también han visto una reducción en su gasto tradicional de Medicaid, muchos estados continúan negándose a la expansión.

Status of State Action on the Medicaid Expansion Decision

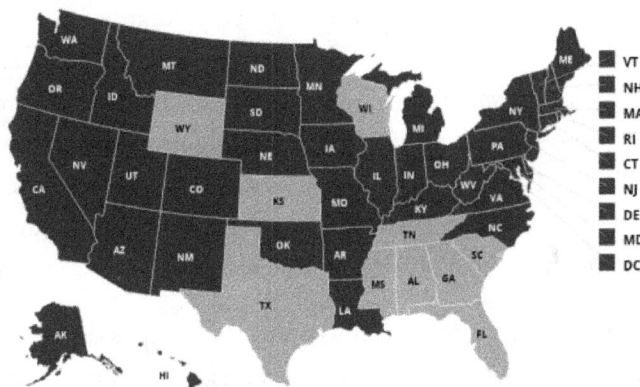

Adopted and Implemented   Not Adopted

SOURCE: KFF, Kff.org

https://www.kff.org/medicaid/issue-brief/status-of-state-medicaid-expansion-decisions-interactive-map/

En los estados que no tienen Medicaid ampliado, las personas cuyos ingresos están por debajo del nivel federal de pobreza no califican para Medicaid ni para los subsidios del gobierno para comprar un seguro de costo reducido en el Mercado. Están a merced de los centros de salud comunitarios. Sin seguro médico o sin la capacidad de pagar la atención médica, millones de personas corren el riesgo de contraer enfermedades crónicas y muerte prematura. Votar por políticos que creen que la atención médica es un derecho es una forma de mejorar las posibilidades de todos de obtener cobertura y mantener la cobertura que tiene.

Medicare es un plan de seguro de salud financiado con fondos públicos para personas de 65 años o más que son residentes de los EE. UU. y ciudadanos estadounidenses o extranjeros con estatus de residencia permanente que han vivido en los EE. UU. durante 5 años continuos antes de solicitar Medicare. Los empleados y los trabajadores por cuenta propia pagan al programa Medicare a través de sus impuestos. Medicare no depende de los ingresos. Algunas personas con ciertas condiciones de salud o discapacidades pueden obtener Medicare sin un requisito de edad. Medicare es un programa de seguro de salud totalmente financiado por el gobierno federal.

Para obtener más información sobre todos los tipos de seguro de salud financiados con fondos públicos, consulte la sección de recursos al final de este libro.

El Programa de Seguro Médico para Niños (CHIP, por sus siglas en inglés) es un programa de seguro médico disponible en todos los estados para niños de 0 a 19 años cuyos ingresos familiares no califican para Medicaid. El seguro no es gratuito, pero el cargo es mínimo en función de los ingresos.

Todos los niños que reciben Medicaid, ya sea heterosexual, administrado por Medicaid o CHIP, a menudo pierden la cobertura a los 19 años, momento en el que deben solicitar su propio seguro a través de Medicaid, el Mercado o un empleador.

El Servicio de Salud Indígena es un programa financiado por el gobierno federal que brinda servicios de salud integrales a los indios americanos y a los nativos de Alaska.

Los ABCD de Medicare: Medicare Original y Medicare Advantage

La última vez que lo comprobé, más del 40% de las personas mayores viven solo del Seguro Social.[xi] Algunos pueden recibir pensiones de sus empleadores, aunque esto es más raro hoy que hace unas décadas. El Seguro Social apenas es suficiente para vivir, y mucho menos para pagar los gastos relacionados con la atención médica. Afortunadamente, los estadounidenses tienen acceso a la cobertura de Medicare respaldada por el gobierno federal cuando llegan a los 65 años. Pero eso no significa que estará libre de todos los gastos médicos. Es más importante que nunca cuidarse bien cuando es más joven para que pueda reducir sus gastos de atención médica a medida que envejece.

Si se estás acercando a la edad de Medicare, recientemente te has vuelto elegible para Medicare o no te gusta el plan que tienes, **es útil tener una buena comprensión de cómo funciona el programa**. Existen diferentes planes y maneras de aprovechar la cobertura de Medicare.

Original Medicare

Medicare Original incluye tres partes:

La Parte A es un seguro hospitalario que cubre pacientes hospitalizados, enfermería especializada, hogar de ancianos, hospicio y algunos cuidados de salud en el hogar. No cubre exámenes preventivos ni atención dental y de la vista. Esta cobertura está disponible sin cargo adicional para el individuo.

La Parte B es un seguro médico que cubre dos tipos de servicios: atención médica preventiva y servicios médicamente necesarios. Hay una prima mensual para la Parte B además de un deducible anual ($240 en 2024) y un copago del 20% del monto total que Medicare aprueba para cada servicio. No hay un límite anual en sus gastos de bolsillo máximos por año. (Siga leyendo para obtener información sobre la cobertura de seguro complementario (Medigap) o Medicaid que puede agregar a tu plan para ayudar a pagar tu coseguro del 20%).

La Parte D es la cobertura de medicamentos de Medicare. El sitio web de Medicare dice: "Incluso si no toma medicamentos recetados ahora, considere obtener cobertura de medicamentos de Medicare. Si decides no recibirla cuando eres elegible por primera vez, y no tienes otra cobertura de medicamentos recetados acreditable (como la cobertura de medicamentos de un empleador o sindicato) ni recibes Ayuda Adicional, es probable que pagues una multa por inscripción tardía[11] si te inscribes en un plan más adelante. Por lo general, pagarás esta multa mientras tengas cobertura de medicamentos de Medicare".

[xii] (Extra Help es un programa que te ayuda a cubrir los deducibles y copagos de medicamentos recetados para personas de ingresos limitados).

Cuando aceptas Medicare Original, puedes usar cualquier proveedor u hospital que acepte Medicare en cualquier lugar de los EE. UU. No necesitas un referido para ver a un especialista.

Parte C Medicare Advantage

La Parte C, también conocida como Medicare Advantage, es la cobertura que le compras a compañías de seguros privadas que combina la Parte A, la Parte B y, a menudo, la Parte D en un plan aprobado por Medicare. Cuando eliges tener un plan Medicare Advantage, le pagas a la compañía de seguros privada una prima mensual (por lo general es bastante baja) y no pagas la Parte B de Medicare. Los planes Medicare Advantage a menudo ofrecen beneficios como cobertura de visión, audición y dental que no están incluidos en Medicare Original.

La mayoría de los planes Medicare Advantage solo cubren a los proveedores de una red específica, normalmente en el lugar donde vive, y no cubren la atención fuera del estado que no sea de emergencia. Algunos planes ofrecen cobertura de estado a estado, pero estos planes en general son más caros. Es posible que necesites un referido de tu

---

11. https://www.medicare.gov/drug-coverage-part-d/costs-for-medicare-drug-coverage/part-d-late-enrollment-penalty

médico de cuidado primario para ver a un especialista. Tus gastos de bolsillo anuales máximos pueden ser menores que con Medicare Original, pero los copagos y el deducible pueden variar de un plan a otro. **Es importante comparar planes y analizar detenidamente lo que cubren los planes y cuáles serán tu deducible y copagos.**

Dado que estos planes son administrados por organizaciones privadas de atención médica que reciben una cantidad fija de dinero de Medicare cada año en función del número de pacientes cubiertos, la teoría es que las organizaciones trabajarán arduamente para garantizar que su base de pacientes se mantenga saludable y no necesite servicios médicos y hospitalizaciones evitables e innecesarios. Desafortunadamente, algunas de estas organizaciones no han hecho bien en mantener a los pacientes sanos y aumentar sus ganancias al negarles la cobertura de varios servicios médicos. Antes de elegir un programa Medicare Advantage, habla con amigos que puedan tener un plan y revisa las reseñas en línea para determinar la reputación de la organización.

Seguro Suplementario de Medicare

El seguro suplementario de Medicare, también llamado Medigap, es un seguro que puede agregar a Medicare Original después de haberse inscrito en la Parte A y la Parte B de Medicare. Ayuda a cubrir los copagos del 20% y cualquier coseguro y deducible que no estén cubiertos por Medicare, que pueden ser bastante altos si necesita mucha atención médica.

Hay 10 tipos diferentes de planes Medigap que ofrecen diferentes niveles de beneficios. Estos tipos tienen nombres de letras, comenzando con el Plan A y terminando con el Plan N. Independientemente de la compañía de seguros a la que compre tu póliza, cada plan está estandarizado y ofrece los mismos beneficios básicos. El Plan A, por ejemplo, cubre el coseguro y los copagos no cubiertos por la Parte A y la Parte B de Medicare, mientras que el Plan G cubre todo eso, así como los deducibles, los cargos en exceso, el coseguro del centro de enfermería especializada y el 80% de las emergencias de viajes al extranjero. Algunos planes no tienen límite de gastos de bolsillo, mientras que otros limitan la cobertura al 50% de tus gastos de bolsillo hasta que alcances tu límite anual de gastos de bolsillo.

La única diferencia entre las pólizas Medigap es el precio de la prima que paga. Ciertas empresas pueden ofrecer beneficios adicionales, como membresías de gimnasios y aplicaciones de salud en línea. La mayoría le dará la opción de comprar cobertura dental adicional, de la vista y de la audición.

Entendiendo tu cobertura

El seguro de salud, al igual que otros seguros, debe renovarse cada año y cada año los términos y condiciones (y el costo) pueden cambiar. Hay un período de inscripción abierta para inscribirse en un seguro de salud, ya sea que lo obtengas de tu empleador, del estado o del Mercado Federal de Seguros de Salud. Ese período de inscripción puede variar de un estado a otro o de una empresa a otra.

Antes de inscribirte en cualquier plan de seguro, debes recibir acceso a la información que le diga qué está cubierto y qué no está cubierto y cuánto le costará la póliza. Puedes investigar tus opciones en línea en los sitios web del Mercado, Medicaid Administrado o Medicare Advantage antes de firmar en la línea de puntos y comprometerse por un año. La mayoría de los empleadores también deberían darle acceso en línea a sus opciones de seguro médico.

Una vez que te inscribas en una póliza, la aseguradora debe enviarte un paquete impreso de información como referencia. Si vas a perder la cobertura o tu cobertura va a cambiar, también debes ser informado por escrito. Puede parecer tedioso leer los detalles, pero estar informada sobre tus beneficios y cobertura puede ahorrarle dolores de cabeza, angustia y dinero a largo plazo.

Al evaluar los planes, generalmente tendrás la opción de una Organización para el Mantenimiento de la Salud (HMO, por sus siglas en inglés) o una Organización de Proveedores Preferidos (PPO, por sus siglas en inglés). Ambos son similares en el sentido de que incluyen una red de proveedores de atención médica para elegir. Pero tienen algunas diferencias significativas:

- **Un HMO** es el plan de seguro de salud más asequible con pagos de primas mensuales más bajos y gastos de bolsillo más bajos (deducible). Cubre los servicios de atención médica prestados dentro de una red designada de proveedores de atención primaria, especialistas, hospitales y servicios de radiología. Cuando seleccionas un plan HMO, está limitada por el lugar donde puedes recibir atención. Debes elegir un proveedor de atención primaria (PCP, por sus siglas en inglés) que forme parte de esta red y obtener una referido (orden) de tu proveedor para ver a un especialista. Si consultas a un proveedor fuera de la red, es posible que tu compañía de seguros pague solo una parte o nada de la factura. Esto puede incluir salas de emergencia.

- **Una PPO** es el plan de seguro de salud más flexible, pero también es el más caro. Las primas son más altas, pero por lo general puedes seleccionar la atención de una red mucho más grande de proveedores (ambulatorios u hospitalizados). El plan cubre tanto a los proveedores dentro como fuera de la red, generalmente sin necesidad de una referido. Sin embargo, sus copagos y coseguros suelen ser más bajos si consultas a un proveedor de la red.

Para ayudarte a comparar los planes de seguro médico, estas son las características más comunes que evaluarás. Esta lista no es exhaustiva.

Prima:

La cantidad de dinero que pagas cada mes por tu seguro. Si lo obtienes de un empleador, se descontará de tu cheque de pago. Si tienes Medicare Original y recibes beneficios del Seguro Social, se deducirán de tu pago mensual del Seguro Social. Por lo general, el costo del seguro de salud proporcionado por el empleador se divide entre tú y tu empleador. Verás una deducción para su seguro de salud en cada talón de pago. El monto de la prima depende del tipo de plan de seguro que elijas (PPO, HMO) y de cuántas personas estén aseguradas en tu plan de seguro (si te aseguras a tú mismo, pagarás menos que si aseguras a tu cónyuge y/o hijos).

Deducible:

Es el gasto de bolsillo que pagas por algunos servicios de salud y medicamentos antes de que tu seguro de salud pague. Si tienes un deducible de $1500, entonces tu seguro no pagará por los servicios hasta que hayas alcanzado este deducible. La mayoría de los servicios preventivos se pagan en su totalidad, ya sea que hayas alcanzado o no tu deducible. ¡Esta es otra razón para prevenir que ocurra la enfermedad en primer lugar!

Algunos planes de seguro ofrecen una opción de deducible alto (digamos $10,000). Esto puede parecer atractivo porque el pago de tu prima mensual es más bajo, PERO si tienes un evento de atención médica importante, tienes que pagar todos los costos de bolsillo por adelantado hasta que alcances ese deducible de $ 10,000 y tu cobertura de seguro se active. En algunos casos, si puedes permitírtelo, puede tener sentido optar por el deducible más alto y poner el dinero que habrías gastado en primas más altas en una cuenta de ahorros. Luego, puedes usar tus ahorros para pagar las facturas médicas hasta que el seguro comience a cubrirlas. Si no usas los servicios médicos ese año, tendrás ahorros que puedes usar para futuras facturas médicas.

Copagos:

Se trata de una cantidad fija que pagas por los servicios. Puedes encontrar el monto de tu copago (copago) en tu tarjeta de seguro. Hay copagos para visitas por enfermedad, especialistas, sala de emergencias o visitas de atención urgente/inmediata. Los copagos dentro de la red son más bajos que los copagos fuera de la red. Las visitas anuales de prevención y planificación familiar no tienen (no deben) tener copagos, ni tampoco las pruebas de detección como las mamografías y las colonoscopias.

También es posible que tengas copagos (copagos) para tu medicamento recetado, un copago más alto para los medicamentos de marca, un copago más bajo para los genéricos. Tu copago puede ser más bajo si optas por un pedido de medicamentos por correo, un suministro de tres meses en lugar de un suministro de 30 días. El control de la natalidad no debería tener un copago, sin embargo, muchos no están informados y todavía están pagando por la anticoncepción. The New York Times publicó un artículo el 26 de junio de 2024 "La anticoncepción es gratuita por ley. Entonces, ¿por qué una cuarta parte de las mujeres siguen pagando por ello? https://www.nytimes.com/2024/06/26/birth-control-pills-contraception-cost.html

El conocimiento es poder y cuanto más conoces lo que cubre tu seguro y cuál es el costo para ti, mejor. Cuanto más sepas, más motivado espero que estés para tomar el control de tu salud y bienestar para evitar trampas financieras.

Coaseguro:

El coaseguro es el porcentaje de los costos totales que pagas. A diferencia de los copagos que tienen una cantidad fija, tu porcentaje de coseguro se basa en la factura total de los servicios. Tu coaseguro puede ser del 20%, lo que significa que pagas el 20% de la cantidad permitida que tu compañía de seguros pagará por un servicio en particular. Si tuviste una consulta con un proveedor que fue de $200, serías responsable de $40 más el copago establecido, si tienes uno. El costo de tu coseguro dependerá de si has alcanzado tu deducible. Una vez que lo hayas cumplido, ya no tendrás que pagar copagos ni coseguros.

HSA: Cuenta de ahorros para la salud

Algunos planes de seguro de salud te permiten apartar una cuenta de ahorros para la salud. Si tienes un plan con deducible alto, una cuenta de ahorros para la salud deduce dinero de tu cheque de pago antes de impuestos, y puedes usar el dinero para ayudar a pagar los gastos relacionados con la salud, como deducibles, coseguro, gastos de la vista, dentales y otros gastos relacionados con la atención médica. El dinero no utilizado en tu HSA se transfiere al año siguiente. El dinero que selecciones para depositar en su HSA no está sujeto a impuestos.

Si no puedes calificar para ningún plan de seguro de salud financiado por el gobierno

Si no tienes seguro médico, no puedes comprar un seguro a través del Mercado (ni siquiera un seguro catastrófico si tienes menos de 30 años) y no calificas para Medicaid, busca Centros de Salud Federalmente Calificados (FQHC, por sus siglas en inglés) en tu área. Proporcionaré un enlace en la sección de recursos donde puedes encontrar un FQHC. Los FQHC brindan atención médica basada en una tarifa variable, lo que significa que tu costo se basa en lo que ganas y el tamaño de tu familia. El precio que pagas incluye la visita y los análisis de laboratorio, pero no los medicamentos. Sin embargo, los FQHC a menudo tienen acuerdos con las farmacias donde los pacientes pueden obtener precios con descuento para medicamentos bajo el programa 340B (es complicado, pero útil saber que existe). Todos los FQHC ofrecen atención primaria (pediatría, medicina familiar y salud de la mujer), pero algunos también ofrecen atención dental y de salud conductual a un costo asequible.

Si no tienes seguro médico, pero un médico de cuidado primario, una clínica de atención urgente/inmediata o un proveedor de la sala de emergencias te proporcionaron una receta médica, hay formas asequibles de comprar medicamentos. Consulta la sección de recursos para conocer las opciones.

Capítulo Nueve

Anatomía de una visita de atención primaria

Ahora que tienes una idea de a quién puedes ver y dónde verlo, te guiaré a través de una buena visita y te daré las herramientas que necesitas para ser un participante activo en tu propio cuidado. Es posible que estés pensando, este no es mi trabajo, mi proveedor debería hacer todo por mí. Lo sé, pero para que la relación paciente-proveedor sea buena, y para que recibas la atención que te mereces, tu y tus proveedores deben trabajar juntos.

Si tu proveedor no responde, es posible que tendrás la opción de cambiar de proveedor. Desafortunadamente, hay "desiertos de atención médica" donde las opciones son limitadas. La escasez de proveedores, combinada con los planes de seguro médico que restringen dónde puede obtener atención, dificulta el cambio de proveedor y es crucial maximizar cada visita que tiene. Deseas obtener todo lo que necesitas de esa interacción, ya que tu próxima oportunidad puede estar muy lejos. Abogar por ti mismo no siempre te brinda la mejor atención, pero debería mejorar la atención que recibes.

Primer paso: preparación para la visita

Si eres un paciente establecido en el consultorio de tu médico de atención primaria, tienes acceso (o se le debe dar acceso) a su historia clínica electrónica (EMR) a través de un portal para pacientes, MyChart u otra aplicación en línea. Los EMR existen desde hace más de una década y proporcionan una vista centralizada, de fácil acceso y completa del historial de salud de un paciente. Están diseñados para facilitar a los proveedores mejorar la coordinación de la atención, reducir los errores médicos y comunicarse de manera más eficiente con otros proveedores de atención médica en diferentes entornos. Esperemos que hoy en día tu proveedor no sigue anotando todo en una tabla de papel.

Si no tienes idea de lo que estoy hablando, la regla final de la Ley de Curas de ONC[12] establece que todos los pacientes deben tener acceso a su historial médico.[xiii] Leíste bien: **es la ley que te da acceso a tu historial médico.** Tu portal del paciente te permite realizar un seguimiento de los próximos servicios de salud, lo que lo ayuda a mantenerte al tanto de la atención preventiva y los chequeos de rutina para una mejor gestión general de la salud. Dependiendo de tu edad y sexo, estos servicios pueden incluir una prueba de Papanicolaou, una mamografía, un examen de próstata, una prueba de detección de cáncer de colon, una prueba de detección de cáncer de piel, vacunas, ciertos análisis de laboratorio si tiene afecciones de salud crónicas como diabetes o presión arterial alta, y próximas visitas de rutina. Al revisar esta información antes de su cita, puedes preparar preguntas y, potencialmente, programar varios servicios para la misma cita.

Segundo paso: llegada temprana

Cuando programes tu cita, es posible que te indiquen que llegues temprano, ya sea a través en línea por tu portal del paciente, en un mensaje de texto que se te envió antes de tu visita o en una llamada telefónica desde el consultorio. Esto permite tiempo adicional para completar cualquier papeleo necesario, verificar el seguro actual y pagar tu copago antes de su cita real con el proveedor. Lo más probable es que tu proveedor tenga un horario reservado. Por lo tanto, si llegas diez minutos tarde y tu cita solo se reservó para 20 minutos, es posible que no te vean, ya que eso puede respaldar todas las demás citas para el resto del día. Por otro lado, tu médico de atención primaria también debe

---

12. https://www.healthit.gov/sites/default/files/page2/2020-03/TheONCCuresActFinalRule.pdf

estar listo para verlo a la hora señalada, lo que no siempre sucede. Los proveedores con frecuencia se retrasan debido al exceso de reservas y al tiempo insuficiente entre citas. Por lo general, no descartan, y no deben, descartar a los pacientes que tienen más preguntas o problemas de salud complejos que abordar de los que les permitían los tiempos asignados.

De hecho, muchos médicos de atención primaria están abandonando la profesión porque se sienten frustrados por no tener control sobre sus horarios. Estos médicos de atención primaria trabajan como empleados de grandes organizaciones de atención médica y están limitados por lo que sus empleadores les dicen que tienen que hacer (como no darles a los pacientes todo el tiempo que les gustaría). Si bien este no es tu problema, es importante entender por qué es posible que no te atiendan a tiempo, para que no culpes a tu proveedor por la espera.

Nota importante:

Si hace una cita y no se presenta, esto evita que otro paciente sea atendido (recuerda que probablemente esperaste mucho tiempo para ver a tu proveedor, al igual que otros pacientes). Algunos consultorios tienen una póliza y te cobran cuando no asistes a una cita, mientras que otros consultorios, especialmente los que aceptan Medicaid, no pueden cobrarle cuando no te presentes. Alguien debe ser responsable y, al final del día, tu proveedor estará presionado por no ver suficientes pacientes.

Tercer paso: cuestionario de salud y estilo de vida

Después de registrarse para tu cita, un asistente médico o una enfermera te recibirán y te llevarán a la sala de examen. Te preguntarán su nombre y fecha de nacimiento (para asegurarse de que están cuidando a la persona correcta). Te preguntarán el motivo de tu visita. A esto se le llama la queja principal. Te harán una serie de preguntas para detectar la violencia doméstica o de pareja, la depresión y la ansiedad. También le preguntarán si tienes dificultades para pagar necesidades como el alquiler/hipoteca, los servicios públicos, las facturas, los alimentos y la atención médica. (En algunos casos, es posible que te entreguen un cuestionario para completar en lugar de que te hagan estas preguntas en persona).

¿Por qué se hacen estas preguntas? El cuidado de la salud integral de la persona requiere que consideremos no solo su salud física, sino cualquier cosa que la afecte. Eres más que tu principal queja. Todo lo que sucede en tu mundo: en casa, en el trabajo, en tus relaciones, en el lugar donde vives, en lo que comes, bebes, cuánto duermes y te mueves, tiene un impacto en tu salud y en el motivo por el que hiciste la cita. Si no puedes satisfacer tus necesidades básicas, tu salud física y mental se ve afectada. Esto puede afectar tu salud, hoy, mañana y en el futuro.

En el ámbito de la salud, el término "determinantes sociales de la salud" describe las circunstancias que ocurren en tu vida y que afectan directa o indirectamente a la salud. Los determinantes sociales pueden afectar a cualquier persona, pero se asocian más con las comunidades urbanas y rurales de escasos recursos. Las preocupaciones sobre las finanzas, la vivienda, el empleo, el acceso a los alimentos, los costos de los alimentos, el pago de préstamos estudiantiles, tarjetas de crédito y otras deudas, el acceso a la atención médica (esperar meses para obtener una cita con el proveedor de atención médica), la atención médica de mala calidad, la soledad y el aislamiento son demasiado comunes y no deben ocultarse a tu proveedor de atención médica.

Si tienes problemas con tu estilo de vida, se te deben proporcionar recursos para ayudarte a mejorar su situación. Sé que no todos los recursos estarán disponibles en todas las áreas. Por ejemplo, la vivienda asequible es un gran problema que un proveedor de atención médica tiene recursos limitados para resolver. Pero saber que tiene una vivienda inestable o estresado por las finanzas debería darle una pista a su proveedor de lo difícil que puede ser para usted alcanzar sus objetivos de salud.

También se le debe preguntar si ha visto a otro proveedor de atención médica o si ha sido atendido en la sala de emergencias desde su última visita, si tiene alguna alergia a los medicamentos y qué medicamentos está tomando. El asistente médico o la enfermera también pueden preguntarle si está fumando cigarrillos, vapeando o consumiendo productos de tabaco sin humo.

Nota importante

Un apunte sobre la educación financiera. *La tendencia a utilizar el pago a plazos para comprar ropa, zapatos y cualquier bien de consumo ha llevado a la gente a endeudarse. Muchas personas no han creado presupuestos para sí mismas y viven de las tarjetas de crédito y piden préstamos para comprar casas, automóviles y educación con altas tasas de interés. Carecen del conocimiento para calcular cuánto tiempo se tardará en pagar los préstamos. Cuanto mayor sea la deuda y cuanto más tiempo la tengas pendiente sobre ti, más estrés sentirás. El gobierno ofrece recursos en línea[13] para ayudarlo a comprender la educación financiera.* [xiv]

Paso cuatro: tus signos vitales

El asistente médico o la enfermera tomarán sus signos vitales, incluyendo la altura, el peso, la presión arterial, el pulso, las respiraciones, tal vez la saturación de oxígeno, la temperatura y, si es mujer, le pedirá el primer día de su último período menstrual (FUM). A veces, se le puede pedir que califique su dolor en una escala de 10 puntos (0 = sin dolor, 10 = el peor dolor de su vida).

---

13. *https://www.occ.gov/topics/consumers-and-communities/community-affairs/resource-directories/financial-literacy/index-financial-literacy-resource-directory.html*

¿Por qué es importante esta información? Porque comparar sus lecturas con una escala normal le da a usted y a su proveedor una mejor comprensión de su estado de salud o enfermedad. Imagina tu visita de salud como una pintura. El artista comienza con un contorno (sus signos vitales) y rellena el contorno con color (su historial médico y examen físico) antes de colocar los toques finales (su plan de atención médica). Esto tendrá más sentido a medida que sigas leyendo.

Quinto paso: revisión de los medicamentos

Se le preguntará qué medicamentos está tomando (a menudo, se le pide que lleve todos los medicamentos, vitaminas y suplementos que toma a su visita). Su lista de medicamentos y suplementos será revisada con usted por el asistente médico o la enfermera y luego nuevamente por su proveedor. Esto se debe a que varios proveedores pueden haber recetado diferentes medicamentos sin estar al tanto de todo lo que toma. Cuando todos están enumerados en su EMR, ayuda a evitar errores de medicación o prescripción excesiva.

Dado que no todos los consultorios médicos, clínicas y hospitales utilizan el mismo sistema de EMR y no todos los sistemas de EMR se comunican entre sí, es posible que la lista de su proveedor de atención primaria no esté completa. Esta es una buena razón por la que es importante que su proveedor le pregunte si lo han visto en otro lugar, qué medicamentos le han recetado y por qué, y cuáles está tomando ahora. Su lista de medicamentos solo debe incluir los medicamentos actuales. Pueden suceder cosas malas si algunos medicamentos se mezclan o se recetan en exceso. Esto se ha convertido en un tema crítico en la prestación de atención de calidad. Debido a la crisis de opioides, las sustancias controladas con un alto potencial de adicción o uso indebido ahora se rastrean en una base de datos nacional. Este sistema ayuda a prevenir el tratamiento excesivo con ciertos medicamentos y reduce el riesgo de que obtenga múltiples recetas de diferentes proveedores.

Sexto paso: reunión con el PCP

Antes de que llegue tu proveedor, el asistente médico o la enfermera puede indicarte que te desvistas y te pongas una bata. Independientemente del motivo de tu visita, te recomiendo que **nunca comience tu cita con tu proveedor de atención médica sin ropa**, especialmente si nunca lo has conocido antes. Incluso si sabes que necesitas un chequeo de los senos, una prueba de Papanicolaou, un examen pélvico o un examen de próstata, espera para desvestirte hasta después de que hayan revisado tu historial médico. Si necesitas hacerse un examen de los senos o de la pelvis, siempre te deben preguntar si deseas que haya un acompañante en la habitación, incluso con una proveedora femenina. Esto se pregunta por tu nivel de comodidad.

Te sientes más vulnerable, especialmente si no conoces al proveedor o no has pasado por un trauma previo, cuando te escondes detrás de una bata de papel y la otra persona está completamente vestida. En la mayoría de los casos, cuando comienzas la visita con la ropa puesta, puedes reducir la dinámica de poder y estar en un pie de igualdad cuando hablas de tus preocupaciones de salud.

Puedes esperar para desvestirte para las pruebas de detección necesarias hasta después de que tu proveedor haya hablado contigo. Si bien ponerte la bata de papel antes de que ingresen a la habitación le ahorra tiempo a su médico de atención primaria, si necesitas desvestirse para una evaluación, solo toma unos minutos. Tu PCP puede salir de la habitación y tomar un descanso de 2 minutos mientras usted se prepara. Por supuesto, si has estado viendo a su proveedor durante mucho tiempo y te sientes cómoda desvistiéndote con anticipación, adelante.

Séptima paso: revisión de la historia clínica

Si bien tu PCP puede manejar los primeros cinco pasos de tu cita por sí mismo, la mayoría de las clínicas más grandes quieren que sus proveedores concentren su tiempo limitado con los pacientes en el diagnóstico y la toma de decisiones sobre el tratamiento.

Es una práctica estándar que tu proveedor revise tu registro médico al menos una vez al año antes de verte, especialmente si eres una paciente nueva. Luego, deben revisarlo nuevamente contigo durante la visita, incluso si has sido vista anteriormente por este u otros proveedores en la práctica. Esto es para asegurarse de que alguien esté actualizando tu historial de salud y que tu historial se mantenga actualizado. Tu historial médico se puede actualizar con información de otros sistemas de atención médica, incluidos medicamentos, listas de problemas e inmunizaciones. Esto es posible cuando los sistemas tienen registros médicos electrónicos (EMR) compatibles. Tu proveedor puede simplemente hacer clic en un botón para acceder a esta información. En Epic, el EMR que usa mi organización, hay dos iconos que puedo elegir. Uno me dice qué medicamentos nuevos le han recetado a un paciente y me da una lista de problemas e inmunizaciones. La otra es una lista de todas las organizaciones que tienen EMR compatibles para que pueda leer las notas de las visitas, ver los resultados de laboratorio y otras pruebas que se realizaron.

Cualquier cosa relacionada con tu salud que haya sucedido desde tu última visita debe agregarse a su historial. Por ejemplo, si estuviste en un centro de urgencias o en la sala de emergencias por una infección, un accidente automovilístico o una caída, incluso si no te diagnosticaron ninguna lesión importante, meses después podrías desarrollar dolor residual u otras complicaciones. Si tu médico de atención primaria puede ver que tuviste la enfermedad o el accidente, entonces puede considerar eso como una posible causa de tu queja actual o, al menos, algo que está contribuyendo a tu dolor.

A decir verdad, ya sea que un proveedor te vea por primera vez o haya pasado mucho tiempo desde tu última visita, si no revisan tu historia clínica contigo, es una señal de que no se preocupan lo suficiente por ti.

Su historial médico es la novela de su vida y todas las notas de progreso a lo largo de los años son capítulos de su historia. Cualquier profesional de la salud debe ser capaz de leer su historia clínica y conocer su estado de salud y bienestar, sus problemas de salud actuales, si los tiene, y el plan para controlar su salud y bienestar. Esto debería facilitar la actualización rápida de su gráfico en futuras visitas.

Personalmente, me gusta revisar las historias clínicas con los pacientes, puedo iniciar una conversación en la que me hagan preguntas y les brindo educación. A medida que actualizo la historial, puedo desarrollar confianza con los nuevos pacientes y ponerme al día con los pacientes establecidos. Me gusta comparar venir a verme con ir a un buffet. Destaco qué pruebas y exámenes de detección se recomiendan, lo que se debe, explico el razonamiento y la justificación, y le ofrezco opciones de tratamiento, si es necesario, sin presión. Tú decides lo que quieres de este buffet. Es tu cuerpo, tu salud, tu elección. Tu tiempo es tan valioso como el mío.

Si un paciente es bien conocido para mí y han pasado meses desde su última visita, le preguntaré si algo ha cambiado en su historial o en el de su familia desde su última visita. Esto me da la oportunidad de profundizar mi relación con mis pacientes. Risa y lloro con mis pacientes. Soy abierta y honesta cuando tengo que serlo, para demostrar mi comprensión de lo que están pasando.

Si bien los proveedores de atención médica viven la vida como usted, muchos sienten que no pueden admitirlo. Muchos proveedores piensan que ser vulnerable con los pacientes es un tabú. Sienten que deben tener este poder sobre sus pacientes porque son los expertos. No estoy de acuerdo. Somos humanos igual que tú. Nosotros también somos pacientes. No somos superhéroes. Es posible que vivamos con las mismas enfermedades y luchas de la vida.

Si sientes que tu proveedor te está dando la espalda, puede ayudar a la relación preguntarle si alguna vez ha experimentado algo como lo que estás enfrentando. Mostrar mis vulnerabilidades y humanidad con los pacientes cuando es apropiado me ha permitido construir relaciones más sólidas y de mayor confianza. El mayor regalo que me han dado en mi carrera es que las mujeres han confiado en mí con sus vulnerabilidades, me han dejado entrar en sus vidas y han compartido conmigo sus dolores y alegrías, permitiéndome apoyarlas en todo lo que puedo. A veces, el apoyo consiste simplemente en escuchar y validar sus preocupaciones. He aprendido mucho de ellos y hoy soy la proveedora gracias a ellos.

Octavo paso: sus exámenes de salud

Su médico de atención primaria describirá las pruebas de detección que debe hacerse (es decir, análisis de sangre, mamografías, pruebas de Papanicolaou, colonoscopias, exámenes de próstata) y cualquier opción de tratamiento que considere que apoyará su salud. Puedes elegir si quieres seguir sus recomendaciones. Es posible que esté listo y dispuesto, o puede que necesite tiempo para considerar sus opciones.

He descubierto que cuando se trata de exámenes de detección, vacunas y medicamentos recetados, algunos pacientes tienen miedo de considerarlos. Con las pruebas de detección, puede parecer mejor no saber que obtener resultados no deseados. Veo esto mucho cuando se trata de mamografías. Es posible que las pacientes hayan escuchado que son dolorosas o que tengan familiares que hayan tenido cáncer de mama y no quieran saber si ellas también lo tienen.

Si tiene inquietudes sobre alguna de las pruebas que se recomiendan, puede tranquilizarlo tener una conversación con su PCP, explicarle por qué está preocupado y dejar que le explique por qué se recomienda una prueba o procedimiento. Si no le ayuda, tiene derecho a negarse. Eso está bien.

He llorado con muchos pacientes por sus factores de riesgo y su negativa a no seguir mis consejos y recomendaciones. Algunos pacientes se niegan a volver a mí porque no quieren que intente hacerles cambiar de opinión. ¿Se convierte en predicación? ¿Suplicando? Probablemente. ¿Alguna vez me he sentido como un fracaso cuando no puedo persuadir a un paciente para que adopte un estilo de vida más saludable o tome medicamentos para reducir el riesgo de rendirse al mismo destino que un miembro de la familia? Sí. Más veces de las que quiero contar. Pero tengo que respetar su decisión. Tu cuerpo. Tú eliges. Su salud.

Noveno paso: evaluación y plan de tratamiento

Después de recopilar información hablando con usted, haciendo un examen físico y revisando los resultados de su examen de salud, su PCP hará una evaluación. Si has acudido a la cita debido a una enfermedad, te harán un diagnóstico o varios diagnósticos.

Después de la evaluación o los diagnósticos, su proveedor elaborará un plan de atención y lo revisará con usted para asegurarse de que comprenda los próximos pasos.

Medicamentos

Si le recetaron medicamentos, asegúrese de que se envíen a la farmacia correcta (deberían haberle preguntado cuál era su farmacia preferida al comienzo de su visita). Además, asegúrese de entender cómo y cuándo debe tomar el medicamento. Si le recetan un medicamento nuevo, pregunte sobre los efectos secundarios y las alternativas de medicamentos para que no lo tomen desprevenido.

Dos razones por las que las personas dejan de tomar sus medicamentos o no los toman según lo prescrito: el precio y los efectos secundarios. Hable sobre los costos con su médico de atención primaria (las marcas no son necesariamente mejores que las genéricas, pero las diferencias de costos varían ampliamente). Averigüe si tiene tiempo para verificar y ver cuál será el copago de su seguro (incluso muchos planes de Medicaid y Medicare tienen un copago para reducir sus costos). Pregunte si tomar dos pastillas en lugar de una que combine medicamentos podría ser más asequible. Algunos medicamentos deben tomarse con alimentos, otros pueden causar sensibilidad de la piel al sol y deberá usar protector solar. (De todos modos, deberías usar protector solar). Algunos medicamentos pueden dejar un sabor metálico en la boca o causar tos. ¿Alguna de estas serán razones por las que no puedes tomar ese medicamento?

Por lo general, los medicamentos se recetan para tomar una vez al día, dos veces al día (o cada 12 horas); tres veces al día (o cada 8 horas mientras está despierto), cuatro veces al día (o cada 6 horas mientras está despierto) o según sea necesario. Cuando recoja los medicamentos y tenga preguntas, asegúrese de preguntarle al farmacéutico.

Referidos

Una derivación es una orden para ver a otra persona, generalmente un especialista. A veces, los proveedores de atención médica no tienen todas las respuestas, y la queja que presenta puede desconcertarnos. Es posible que recurramos a Dr. Google, Dr. Bing, Dr. Duck Duck Go, Up to Date y otros recursos para que nos ayuden a ayudarlo. Pero no todos los proveedores admitirán que no están seguros de lo que está lidiando o qué lo está causando. Es posible que ordenemos más pruebas o lo remitamos a especialistas médicos, lo que lo hace sentir frustrado.

Los estadounidenses nos hemos impacientado en prácticamente todos los aspectos de nuestras vidas. La atención médica no es diferente, y yo diría que hay aún más impaciencia en la atención médica. Quieres respuestas y las quieres ahora. Pero el cuerpo humano puede ser un misterio, y a veces necesitamos tiempo y pruebas para averiguarlo, lo que puede ser preocupante. Entiendo. Un buen proveedor admitirá cuando no tenga las respuestas y le explicará la necesidad de pruebas o derivaciones a un especialista y le dará una idea de cuándo puede esperar respuestas.

Hay especialistas para todo. Por ejemplo, solo para la cabeza hay un otorrinolaringólogo para los oídos, la nariz y la garganta; un oftalmólogo que evalúe específicamente sus ojos; un neurólogo que se enfoca en su cerebro; y un dermatólogo que evalúe tu piel.

Hemos dividido el cuerpo humano en muchas partes, pero la última vez que lo comprobé, el cuerpo humano es un todo completo. El sistema de salud no trata al cuerpo humano como un todo completo, sino como una mente y un cuerpo trabajando juntos. Ya sea por nivel de comodidad, agotamiento o porque hay mucha más información que aprender sobre la anatomía humana, hemos creado un sistema de especialistas. Y a muchos médicos de atención primaria les resulta más fácil enviar a un paciente a un especialista en lugar de atenderlo ellos mismos. No todos los médicos de atención primaria considerarán si pueden controlar la afección por sí mismos. A muchos no les importará cuánto tiempo tendrá que esperar su paciente para ver a un especialista.

Hay casos en los que definitivamente se necesita una derivación, como para hacerse estudios específicos como una ecografía, una radiografía, una mamografía o una colonoscopia. Por lo general, esto no se puede hacer en el consultorio de su proveedor. Si no está seguro de por qué necesita un referido, pregunte. Es necesario que haya un diagnóstico para que se haga la derivación. Su proveedor no puede ordenar algo sin relacionarlo con un síntoma o hallazgo en un examen físico. Sin eso, su compañía de seguros no pagará.

También pregunte si su PCP o su equipo de apoyo pueden decirle qué especialistas pagará su compañía de seguros. (Es posible que desee verificar su cobertura de seguro antes de su cita para ver qué laboratorios, centros de diagnóstico por imágenes y redes de atención médica están incluidos en su plan). Esto puede parecer demasiado trabajo. Permítame decirle que, como proveedor, es frustrante tener que recrear referidos cuando las compañías de seguros las rechazan. También es más frustrante para usted regresar para un nuevo referido, especialmente si se detectó algo preocupante y desea que se diagnostique rápidamente. Si le tomó mucho tiempo conseguir una cita para ver a su proveedor, puede llevarle aún más tiempo ver a un especialista o hacerse una ecografía o una mamografía. Es mejor saber a dónde puede ir para obtener los servicios que necesita lo antes posible y no se le cobrará una tarifa de bolsillo.

Décimo paso: notas de progreso

Todos los proveedores deben escribir notas de progreso basadas en su examen. A veces hacen esto mientras hablan contigo y, a veces, completan sus notas después de que te hayas ido. Sus notas de progreso se basan en un formato de nota SOAP:

- **S = Subjetivo.** Esta es la información que usted proporciona. Cubre su historial médico, familiar, social y quirúrgico. Cubre el motivo de su visita: su queja principal, cuándo comenzó, si ha tenido el mismo problema antes, qué tratamientos ha recibido para él y otros síntomas. También puede incluir problemas relacionados con otros sistemas de órganos del cuerpo. Si va a realizar un examen anual, es posible que se incluyan más detalles en las notas de progreso de esta visita.

- **O = Objetivo.** Piense en esta información como datos. Sus signos vitales, los hallazgos de su examen físico y los resultados de los análisis de sangre de visitas anteriores. Esta información es un hecho y no se puede cambiar.

- **A = Evaluación.** El diagnóstico o los diagnósticos que su proveedor de atención médica hizo durante su visita. Puede ser algo muy específico o algo vago porque todavía necesitan averiguar la causa de un problema. Relacionado con estos diagnósticos estará todo lo que se ordene para esos diagnósticos específicos, como análisis de sangre, medicamentos, derivación a un especialista o para asesoramiento, y las opciones de tratamiento discutidas con usted.

- **P = Plan.** ¿Cuál es su plan de atención? Esto incluye lo que se discutió en su visita, la educación que se brindó y cuál es el plan para el seguimiento o para su próxima cita.

Básicamente, todo lo que ocurrió durante su visita se resume en la nota de progreso. Siempre debe tener acceso a sus notas de progreso en el portal del paciente. En los siguientes dos capítulos, desgloso esto con más detalle para que entiendas lo que debería estar en tu gráfico.

Undécimo paso: resumen después de la visita/documentos de alta

Antes de irse, si tiene la opción, revise el resumen de su visita. Debería poder revisar sus signos vitales (peso, presión arterial, pulso), las evaluaciones de la visita (diagnósticos), los medicamentos que se recetaron o se suspendieron de su lista de medicamentos, los análisis de laboratorio que se ordenaron y cualquier instrucción o educación importante que le haya dado su proveedor durante su visita. Si no se le da una copia impresa, se le deben dar instrucciones sobre cómo puede inscribirse en el portal del paciente para revisar su EMR en línea y revisar el resumen de su visita, así como obtener los resultados de sus pruebas.

Revisa cuidadosamente tus referidos. Es probable que tenga que llamar para programar sus citas. Si necesita ayuda, especialmente si no habla bien inglés, pídale a alguien en el consultorio de su PCP que lo ayude. No desea retrasar la atención porque no está familiarizado con el proceso del referido. Si le dijeron que necesitaba una cita de seguimiento, asegúrese de que se haya programado (especialmente si el tiempo de espera para obtener una cita con su PCP es largo).

Su objetivo es salir de su visita con todas sus preguntas respondidas. En caso de duda, pregunte. Si su proveedor se siente frustrado con usted, ¡difícil! ¡Hiciste la cita para TI!

Capítulo Diez

Su historial de salud: información subjetiva

Su historial de salud, la parte subjetiva de su historial médico se compone de muchas partes: médica, quirúrgica, familiar y social: su pasado y su presente. Es importante que lo mantengas lo más actualizado posible. Cada vez que algo cambia en cualquier parte de su historial de salud, debe ingresarse en su registro médico electrónico (EMR). Su EMR también tiene una lista de problemas, un resumen de su estado de salud actual, y esto debe reflejar sus problemas de salud crónicos actuales. Puede revisar su EMR en línea y es posible que pueda actualizar todo o parte de su historial de salud, incluidos los médicos, quirúrgicos, familiares, obstétricos y sociales antes de su visita. De lo contrario, su PCP debe transferir las respuestas del cuestionario que completó a su EMR para asegurarse de que esta información se haya incluido y se mantenga actualizada. Esta es una oportunidad para que su PCP lo conozca mejor a usted y a su historial de salud, y para que usted llegue a conocerlo y desarrolle confianza en él.

Desafortunadamente, no todos los sistemas de salud y consultorios de proveedores utilizan la misma tecnología para sus registros médicos electrónicos. La industria está trabajando en la interoperabilidad, una gran palabra para compartir información entre proveedores que utilizan diferentes sistemas de registros médicos electrónicos. Si bien el objetivo es que todos los proveedores en los EE. UU. puedan ver a todos los demás proveedores de atención médica o al departamento de emergencias que haya visitado, las pruebas de laboratorio y los exámenes de detección que haya tenido, y los medicamentos y tratamientos que le hayan recetado, no todos los sistemas pueden comunicarse entre sí. La información de las visitas al centro de atención de urgencia, incluso cuando está visible, generalmente se limita a los medicamentos recetados. Además, debe firmar un formulario de consentimiento para información confidencial, como abortos o tratamiento de salud mental, para que esos problemas se incluyan en los registros compartidos.

Epic y Cerner son dos de los sistemas de registros médicos electrónicos más grandes del país. A los pacientes tratados en sistemas de atención médica que utilizan estas plataformas de software a menudo les resulta más fácil ver todas las piezas de su rompecabezas de atención médica, especialmente si han recibido atención en varios lugares. Dado que mi práctica usa Epic, a veces sorprendo a los pacientes mencionando una visita reciente al hospital o la medicación que han tomado. Cuando se preguntan cómo conozco estos detalles, puedo mostrarles exactamente dónde aparece esta información en su EMR. El nivel de detalle disponible depende de lo avanzado que esté el sistema de historia clínica electrónica.

En mi clínica, por ejemplo, durante una visita anual de bienestar, puedo abrir una pestaña de "Laboratorios" para ver los resultados de laboratorio recientes y si se realizaron en nuestra clínica o en otro lugar. Esta integración me permite evitar repetir una prueba innecesariamente si los análisis de laboratorio son normales o si aún no es el momento de volver a verificar. Esto también es cierto para las pruebas diagnósticas como las ecografías o las radiografías. Este acceso simplificado a la información me ayuda a brindar una atención más eficiente, coordinada y rentable.

La realidad es que no todos los proveedores verifican a través del EMR, a menudo reordenando las pruebas de detección o las pruebas de laboratorio que ya se han hecho. Si la compañía de seguros se niega a aprobar esa prueba reordenada, usted puede ser responsable de pagar la factura. **Si cree que se ha hecho una prueba similar recientemente, pregúntele al proveedor por qué es necesario hacérsela de nuevo.**

Su historial médico

Su historial médico comenzó el día en que nació y termina el día en que muere. Es posible que no pienses que las cosas de tu pasado son relevantes para tu salud (a decir verdad, es posible que no quieras recordar experiencias negativas o traumáticas). **Al igual que cualquier cosa que hagas ahora afectará tu vida hoy y en el futuro (con suerte hasta bien entrados los 80 años), tu pasado también afecta tu estado de salud actual.**

Por ejemplo, las enfermedades infantiles pueden afectar su salud en la edad adulta. Si alguna vez tuviste varicela, corres el riesgo de desarrollar herpes zóster. La fiebre reumática en la infancia puede afectar la salud del corazón. Si alguna vez has estado embarazada y has experimentado complicaciones durante o después del embarazo, como diabetes gestacional o preeclampsia, esto aumenta tu riesgo de diabetes tipo 2 e hipertensión. Es importante que su proveedor de atención médica conozca cualquier afección médica previa.

Su historial médico incluye problemas relacionados con anemia, transfusiones de sangre, ansiedad, depresión, abuso, traumatismo, diabetes, presión arterial alta (hipertensión), enfermedades cardíacas y problemas con los oídos, los ojos, la nariz, el hígado, los pulmones, los riñones, los huesos y los músculos. Básicamente, incluye cualquier parte o sistema de tu cuerpo. Su historial médico también incluye hospitalizaciones y procedimientos médicos que ha tenido durante su vida.

Es posible que haya partes de su historial médico que no desee revelar, especialmente si involucra trauma, abuso o negligencia. Eso está bien. **Se necesita tiempo para desarrollar una relación de confianza con**

un proveedor, especialmente si no ha tenido una buena experiencia dentro del sistema de atención médica. Tengo pacientes que experimentaron traumas en forma de abuso sexual cuando eran niños o en relaciones íntimas violentas y no me enteré hasta que sintieron que se habían recuperado lo suficiente como para decírmelo. Cuando les pregunté si esperaron para hablar de su trauma porque previamente los había hecho sentir incómodos, su respuesta siempre ha sido que no se trataba de mí, sino que no estaban listos. Luego les agradezco por confiar en mí para compartir sus experiencias. He aprendido a lo largo de los años que los pacientes que han experimentado un trauma no son conscientes de que puede afectar su salud física y mental más adelante en la vida. Lo que hay que saber sobre el trauma es que puede ser generacional, transmitido de un abuelo a tus padres y luego a ti, y puede desbrozar su fea cabeza cuando menos te lo esperas.

Su historial quirúrgico

Los antecedentes quirúrgicos incluyen cualquier operación que hayas tenido en cualquier momento de tu vida. Cualquier cosa que se haya cortado, extraído, reemplazado, mejorado o biopsiado bajo anestesia es parte de su historial quirúrgico. A menudo, esta información se coloca en el historial médico porque, técnicamente, algunas cirugías son procedimientos médicos. Muchos proveedores solo se preocupan por las cirugías mayores y cualquier complicación que pueda haber tenido. Pero si te hiciste una biopsia de mama, por ejemplo, incluso si fue benigna (no cancerosa), una LEEP o una biopsia de cono para una prueba de Papanicolaou anormal, o una colonoscopia en la que se extirpó un pólipo, debe estar documentada en algún lugar de tu historial.

¿Te extirparon las amígdalas o el apéndice cuando eras niño? ¿Te ligaron o extirparon las trompas de Falopio durante una cesárea? ¿Te hiciste una histerectomía y, de ser así, se extirparon el útero, el cuello uterino y las trompas de Falopio o solo uno de estos órganos? ¿Te has sometido a una cirugía de tiroides? ¿Le han extirpado la vesícula biliar?

¿Por qué son importantes estas cirugías cuando ocurrieron en el pasado? Porque le dice a su proveedor que estas partes de su cuerpo ya no deberían causar problemas. Por ejemplo, si presentaste dolor abdominal en el lado derecho y ya te extirparon la vesícula biliar (colecistectomía es el término médico), al revisar tu historial médico, tu proveedor sabrá que tus síntomas no están relacionados con la vesícula biliar.

Su historia social

La historia social incluye todas las opciones de estilo de vida que pueden afectar su salud. Esto incluye información sobre su situación de vida; su nivel de educación; lo que haces en el trabajo; tabaquismo, consumo de alcohol y drogas (legales y no); y rutinas de alimentación, sueño y ejercicio. También incluye cuánto te mueves durante el día, cómo controlas el estrés y cómo te relacionas con los demás. Durante las visitas anuales de salud preventiva, les pido a los pacientes que me guíen a través de un día típico en sus vidas desde el momento en que se levantan hasta que se van a la cama: qué comen, beben, cuántos minutos se levantan y se mueven, qué tan activos son en el trabajo y cuántas horas duermen. Conocer esta información me ayuda a comprender mejor sus vidas y también a sugerir formas en que pueden hacer pequeños cambios para obtener grandes resultados en su salud.

Cuando se trata de trabajo, hay varios problemas que pueden afectar su salud: exposición a productos químicos ambientales, turnos largos o irregulares, turnos nocturnos y viajes largos.

En cuanto a tu vida social, es útil saber cómo son tus conexiones sociales y qué haces por diversión/ocio. La soledad y el aislamiento social son problemas actuales de salud pública que pueden tener un impacto negativo en su salud y bienestar. Pero a menudo no se abordan durante una visita de atención médica. Tengo pacientes que tienen familias extensas y amigos numerosos, pero se sienten solos porque no tienen verdaderos amigos y personas en las que confíen para compartir sus preocupaciones y luchas más profundas.

El nivel de educación es importante porque puede indicar qué tan bien comprenderá las preguntas hechas y las explicaciones proporcionadas. Tengo muchos pacientes inmigrantes que no terminaron la escuela primaria, o personas que fueron a la escuela, pero todavía tienen dificultades para comprender la información médica. El analfabetismo en salud, es decir, la incapacidad de comprender y usar la información de salud para tomar decisiones informadas es muy común, especialmente cuando los proveedores usan términos aprendidos en libros de texto que pueden sonar como un idioma extranjero para usted. Siempre pregunto a los pacientes si entienden y los invito a que me pidan aclaraciones. Hablo español, pero mi fluidez en español no es la misma que en inglés. Cuando estoy hablando español con un paciente, si no entiendo, pediré una aclaración y no asumiré nada.

El consumo de sustancias es un problema de salud importante, ya que va en aumento, ya sea debido a una disponibilidad más fácil o a problemas de salud mental, como la adicción o la soledad. Si tiene un problema con el consumo de sustancias, puede hacer que se sienta mejor a corto plazo, adormeciendo su dolor, enviándolo a un lugar más cómodo o interesante y alejando sus problemas por un breve período. Pero las sustancias que alteran la mente también son altamente adictivas, y cuanto más consumes, más necesitas obtener el mismo efecto. El consumo de sustancias puede afectar sus relaciones personales y profesionales y la forma en que satisface sus necesidades básicas. Estas son algunas de las sustancias más comunes que tienen un efecto negativo en su salud:

- **El alcohol** incluye la cerveza, el vino y las bebidas espirituosas (whisky, bourbon, ginebra, vodka, brandy, tequila, etc.) y es fácilmente accesible y tolerado por la sociedad. Pero beber cualquier bebida alcohólica en exceso puede afectar negativamente su salud, tanto física como mental, especialmente si contribuye a faltar al trabajo o problemas de relación. El consumo excesivo de alcohol también puede causar problemas de salud que afectan el corazón, el hígado y el estómago y aumentar el riesgo de cáncer.

- **La marihuana** ahora es legal en muchos estados y, al momento de escribir este libro, es ilegal a nivel federal. Comprar marihuana en un dispensario es más caro, pero al menos sabes que no ha sido contaminada con drogas sintéticas como el fentanilo. Hoy en día, la marihuana contiene niveles más altos de THC, la parte psicoactiva de la marihuana que le da a la marihuana el efecto deseado, que puede tener un efecto más negativo en la salud que en la década de 1960, cuando se popularizó como droga recreativa.

- **El tabaco** es bien conocido por sus efectos nocivos. No solo la naturaleza adictiva de la nicotina en el tabaco, sino también los otros químicos en los cigarrillos que son dañinos cuando se inhalan en nuestros cuerpos. El tabaco puede afectar los vasos sanguíneos, lo que aumenta el riesgo de desarrollar presión arterial alta y enfermedades cardiovasculares, incluidos ataques cardíacos y accidentes cerebrovasculares. El tabaco hace que la piel envejezca más rápido y aumenta el riesgo de cáncer. Los vapeos/cigarrillos electrónicos se han comercializado como una alternativa a los cigarrillos, agregando sabor y eliminando el olor del tabaco quemado. Si bien se reduce la exposición a muchos de los productos químicos en los cigarrillos, los productos de vapeo aún contienen nicotina, que es adictiva.

- **Los opioides** son sustancias que se adhieren a los receptores opioides en el cerebro, aliviando el dolor y causando buenos sentimientos. Pero el cuerpo puede desarrollar tolerancia, requiriendo más opioides para inducir el alivio del dolor y la felicidad. Tomar cualquier opioide con regularidad puede causar síntomas graves de abstinencia cuando se detiene, lo que lleva a un patrón peligroso de aumento del uso y la dosis para reducir el dolor, aumentar la felicidad y evitar los síntomas de abstinencia. Muchos opioides, como Oxycontin, que ha causado mucha devastación en las últimas décadas, Vicodin y Percocet son recetados por proveedores de atención médica y dentistas. El kratom, conocido como heroína de gasolinera, es legal y fácil de conseguir en gasolineras, tiendas de humo, tiendas y en línea porque se comercializa como un suplemento y no está regulado. Pero el kratom se adhiere a los receptores opioides en nuestro cerebro, causando la misma respuesta que con otros opioides, y debe evitarse. Hay opioides ilegales, siendo los más comunes la heroína y el fentanilo, que se pueden comprar en la calle. También puede comprar opioides recetados ilegalmente. La cantidad de opioides en el fentanilo es alta, superior a lo que se prescribe legalmente, lo que aumenta el riesgo de dependencia después de una sola dosis y sobredosis. Siempre que sea posible, minimice su exposición a los opioides y pregúntele a su médico de atención primaria por alternativas para aliviar el dolor.

- **Otras drogas ilícitas** que son estimulantes incluyen la cocaína, el crack, las metanfetaminas (metanfetaminas) y el MDMA (éxtasis). Las drogas que causan alucinaciones incluyen PCP, psilocibina (hongos), LSD (ácido) y ketamina.

También hay un aumento en el uso de tranquilizantes veterinarios mezclados con opioides.

Por su propia salud y seguridad, debe ser consciente de qué sustancias existen, qué riesgos crean y cómo evitarlas de manera segura o dejar de ellas si ha desarrollado una adicción. Si tiene antecedentes de trastorno por consumo de sustancias, una afección de salud mental que va de leve a grave (adicción), es posible que no se sienta cómodo revelando el consumo de sustancias a su médico de atención primaria. Entiendo. Es posible que tenga miedo de que su proveedor lo juzgue y de las consecuencias si revela qué y cuánto usa. Pero el trastorno por consumo de sustancias es tratable. Debe discutir su uso con un profesional para conocer todas sus opciones. Y es importante que usted entienda que su PCP se dedica a mantener la privacidad de su información médica. Es posible que se necesiten varias visitas para desarrollar la confianza con un proveedor antes de que se sienta cómodo revelando partes de usted mismo que tal vez no tenga ganas de compartir. Espero, por el bien de su salud, que así sea. Conocer esta información hace que sea más fácil para su proveedor crear un plan para que usted llegue a un mejor estado de salud y bienestar.

Si usted o alguien que conoce está luchando contra el trastorno por uso de sustancias, he incluido recursos al final del libro sobre dónde acudir para obtener ayuda.

El lado social de la salud

¿Todavía no estás convencido de que tu historial social es relevante para tu salud? He aquí un ejemplo: Tiene presión arterial no controlada y anteriormente le recetaron medicamentos que contienen hidroclorotiazida (HCTZ), un medicamento que hace que necesite orinar. Le dijeron que lo tomara por la mañana, pero no lo toma porque trabaja en el turno de noche, y tomar el medicamento por la mañana le impide conciliar el sueño porque se despierta para ir al baño. Dado que trabajas en el turno de

noche, a menudo tomas un sándwich de delicatessen y una bolsa de papas fritas de camino al trabajo para comer durante tu descanso.

Al saber que trabajas en el turno de noche y que generalmente comes papas fritas saladas y un sándwich con fiambre con alto contenido de sal, tu proveedor tendría una mejor comprensión de por qué tu presión arterial no está controlada. Es posible que no necesite una dosis más alta de su medicamento para la presión arterial. En su lugar, es posible que necesite instrucciones sobre cómo tomar su medicamento en un momento diferente del día y encontrar alternativas de comidas que sean más bajas en sal. Es posible que descubra que su presión arterial está bien controlada con solo ajustar estas dos cosas.

Su historia familiar

Es importante conocer el historial médico de tus padres, hermanos y abuelos. ¿Por qué es importante? Su historial familiar es como una bola de cristal para su vida futura, y conocerlo le brinda a su médico de atención primaria la oportunidad de educarlo sobre los posibles riesgos para la salud y lo que se puede hacer para reducir su riesgo. Si tienes una predisposición genética para ciertas enfermedades (algo hereditario), puedes reducir, pero no eliminar tu riesgo.

Aquí está la cosa. Muchos proveedores no obtienen un historial médico familiar completo y marcan la casilla de la madre y el padre sin completar este historial. Entonces se pierden oportunidades de educación y detección. Al conocer su historial, su médico de atención primaria puede hablar con usted sobre sus riesgos y cuándo debe comenzar a realizar pruebas de detección de estos posibles problemas. Si su médico de atención primaria, especialmente alguien a quien nunca ha visto antes, no tiene antecedentes familiares completos, lo ponen en mayor riesgo de no hacerse las pruebas de detección que necesita cuando las necesita. Las pruebas de detección detectan las enfermedades a tiempo. Las pruebas de detección salvan vidas.

Algunos ejemplos de enfermedades hereditarias son:

- **Presión arterial alta:** Si sus padres y abuelos tenían presión arterial alta y un hermano tiene presión arterial alta, es muy probable que haya heredado el riesgo de presión arterial alta. Lo mismo ocurre con ciertos tipos de cáncer: de mama, de ovario y de colon. Si tiene antecedentes familiares de uno u otro, especialmente en uno de sus padres o hermanos, su riesgo es mayor.

- **Diabetes:** A veces conocida como azúcar, la diabetes no es necesariamente hereditaria, pero si hay una fuerte historia familiar (madre, padre, abuelos, hermanos), lo más probable es que los malos patrones de alimentación se hayan aprendido a lo largo de las generaciones: tu madre aprendió a cocinar de tu abuela y tu madre te enseñó a ti. Si creciste en una casa donde comías una dieta alta en carbohidratos (piensa en pan, arroz, pan dulce, panqueques, tortillas, macarrones, fideos u otro tipo de pasta y comida chatarra) con pocas verduras, es probable que sigas comiendo los mismos alimentos y tengas un mayor riesgo de desarrollar diabetes. Pero si no comes esos alimentos, o comes porciones más pequeñas, y eres activo, tu probabilidad de desarrollar diabetes disminuye. El hecho de que su familia tenga diabetes no significa que usted la desarrollará. Simplemente tienes un riesgo más alto que alguien que no tiene ese historial.

- **Adicción y problemas de salud mental:** Si a su proveedor le preocupa algo, saber que hay antecedentes familiares de problemas de salud mental puede ayudarlo a hacer un mejor diagnóstico y plan de tratamiento para usted.

Es muy importante conocer sus propios antecedentes familiares y compartir cualquier cosa concerniente con su médico de atención primaria. Sin embargo, si no conoces a tus padres o abuelos, porque murieron cuando eras joven, fuiste adoptado o no te comunicas con ellos, está bien. Saber que hay espacios en blanco en sus antecedentes familiares nos ayuda a mantenerlo al día para las pruebas de detección periódicas cuando no conocemos sus riesgos de salud.

Historia de un paciente

Conocí a Talisha cuando tenía 34 años. Estaba recibiendo tratamiento para el cáncer de mama y tenía problemas vaginales recurrentes relacionados con su tratamiento y el estrés al que estaba sometida debido a él. Era madre soltera de dos niñas. Su madre también estaba recibiendo quimioterapia para el cáncer de mama, pero no dio positivo para el gen BRCA 1 ni para el gen BRCA 2. Un año después de conocer a Talisha, me refirió a su hija adolescente Quanella para que me administrara anticonceptivos. Quanella había sido vista en la clínica muchas veces, pero en ninguna parte de su historia clínica se registró que había antecedentes familiares de cáncer de mama en su madre y su abuela materna. Como adolescente, es raro que Quanella desarrolle cáncer de mama, pero tiene un alto riesgo de desarrollar cáncer de mama en su vida y me aseguré de que esto estuviera documentado en sus antecedentes familiares y en la lista de problemas en su historia clínica para futuras referencias. La historia clínica electrónica es permanente, no puede perderse como una historia clínica en papel.

Su historial obstétrico

Para las mujeres, los antecedentes de embarazos anteriores son importantes, especialmente si tuvieron complicaciones como problemas de presión arterial (hipertensión gestacional, preeclampsia, eclampsia), diabetes gestacional o miocardiopatía. Las complicaciones en el embarazo pueden afectar sus riesgos de salud futuros y es importante tenerlo registrado y ser monitoreado de cerca a medida que envejece. Pero el historial de embarazo también es importante durante los años fértiles, especialmente si desea saber si aún es posible volver a quedar embarazada. Si todavía tiene un período y no se sometió a ninguna cirugía para prevenir el embarazo, no ha llegado a la menopausia y no está usando nada para prevenir el embarazo, el embarazo aún es posible. Los resultados del embarazo anterior pueden afectar un nuevo embarazo. Es posible que haya tenido un aborto o varios abortos en el pasado y no se sienta cómoda compartiendo esa información con su proveedor o no la tenga en el registro de salud. Eso está bien, solo mantén esa historia metida en tu cerebro si alguna vez es necesario.

Su historial menstrual

Para las mujeres, su historial menstrual es importante, especialmente si ha habido un cambio repentino. El primer día de tu última menstruación, tu ciclo menstrual, es un signo vital sobre tu estado de salud. La edad de la primera menstruación (menarquia) puede ser un factor de riesgo para problemas de salud más adelante en la vida si la primera menstruación fue muy temprana (8 o 9 años) o tardía (16 años o después). El inicio temprano de la menopausia (cuando tienes menos de 40 años y no has tenido un período en más de un año) y los períodos irregulares (menos o más de una vez al mes) también pueden ser factores de riesgo. Si sus períodos se detienen repentinamente y usted es una adolescente o una mujer joven de 20 o 30 años, esto es muy preocupante y amerita una discusión con su proveedor de atención médica.

Orientación sexual e identidad de género

La Administración de Recursos y Servicios de Salud (HRSA, por sus siglas en inglés) requiere que su médico de atención primaria le pregunte sobre su orientación sexual e identidad de género. Los

Centros de Servicios de Medicare y Medicaid requieren que esta información se coloque en su EMR y se actualice, si es necesario. ¿Por qué? Porque su cuidado debe estar centrado en usted. En el consultorio de un proveedor de atención médica, usted tiene derecho a sentirse cómodo cuando es más vulnerable, compartiendo aspectos personales de su historia y vida, especialmente si su examen requiere que se desnude. Saber quién es usted y cómo se identifica es fundamental para brindarle la mejor atención.

Su historial sexual

Muchos pacientes y proveedores se sienten incómodos al hablar sobre el sexo, a pesar de que es un comportamiento humano natural. Esta incomodidad suele deberse a los tabúes sociales que rodean al tema, que puede afectar a su vida sexual. Su historial sexual incluye la edad a la que comenzó a tener relaciones sexuales, el número de parejas de por vida que ha tenido, su número actual de parejas y lo que está haciendo para prevenir las infecciones de transmisión sexual si no está en una relación monógama o está teniendo relaciones sexuales casuales. Su proveedor puede platicar con usted sobre las opciones de reducir el riesgo de infecciones de transmisión sexual, incluyendo la PrEP, la doxiciclina y los condones.

¿Está planeando o evitando el embarazo y qué métodos está utilizando? Si no planea quedar embarazada pronto y no está usando un método anticonceptivo, su proveedor puede platicar con usted sobre sus opciones. También es importante hablar de sus prácticas sexuales y las razones para no tener relaciones sexuales, si corresponde. Si siente molestias o dolor durante el sexo, es importante que hable con su proveedor de esto, ya que puede discutir más sobre las opciones para ayudarle. Saber que su historial sexual es parte de su historial de salud puede hacer que sea más fácil hablar sobre sus inquietudes. Además, sepa que si se siente incómodo hablando sobre su historial sexual cuando su proveedor se lo pregunta, simplemente dígale que no quiere hablar de ello.

Capítulo Undécimo

Tus Signos Vitales: Información Objetiva

———————

Después de que su PCP haya revisado su historial médico, la siguiente parte de la visita es el examen físico, que incluye sus signos vitales y los hallazgos del examen físico. Este examen dependerá de si tiene su visita anual de bienestar o una visita de enfermedad. Si tiene una visita anual de bienestar, se le haría un examen más completo. Si está consultando a su proveedor de atención médica para mujeres, también puede hacer un examen completo, lo que le ahorra una cita adicional con su médico de atención primaria. Si está consultando al médico de atención primaria por una enfermedad o lesión, el examen debe centrarse en el problema que presenta.

Este capítulo cubre toda la información objetiva que su PCP puede evaluar durante sus visitas.

Hallazgos del examen físico

Las siguientes partes de su cuerpo se revisan con frecuencia durante un examen anual o cuando están involucradas con su problema de salud actual.

- **Cabeza:** Su médico de atención primaria le examinará los oídos, los ojos, la nariz, la garganta y la glándula tiroides.
- **Pecho:** Escucharán a los pulmones y al corazón.
- **Abdomen:** Examinará el área debajo de las costillas hasta por encima del vello púbico.
- **Reflejos:** Evaluarán los reflejos normales usando un martillo o un costado de la mano para golpear suavemente la rodilla

y/o los codos o tobillos.

- **Piel:** Le harán un chequeo visual para detectar lunares, erupciones cutáneas, decoloración de la piel, lesiones
- **Nervios craneales:** Examinarán su sistema nervioso e incluirán la revisión de sus nervios craneales.
- **Senos:** Si no tiene ninguna molestia en los senos (masa, bulto, decoloración de la piel, cambios en la piel, dolor o secreción del pezón), su proveedor debe preguntarle si desea un examen clínico de los senos. Tu cuerpo, tu elección.
- **Pélvica:** Si presentas problemas pélvicos, como secreción vaginal, olor, picazón, sensación de llaga o algo inusual, o dolor pélvico, tu proveedor de atención médica te hará un examen pélvico. Dependiendo de sus síntomas, esto puede implicar un examen bimanual (en el que insertan suavemente dos dedos enguantados lubricados en la vagina y examinan el útero y los anexos a ambos lados (los anexos son la trompa de Falopio y los ovarios), con otra mano examinando la parte inferior del abdomen justo encima de la línea del vello púbico.
- **Próstata:** Si usted es un hombre mayor de 50 años, su médico de atención primaria puede recomendar un examen rectal digital en el que inserta suavemente un dedo enguantado lubricado en el recto para palpar la glándula prostática en busca de bultos.

Altura y peso

La altura y el peso se utilizan para calcular el IMC (índice de masa corporal). Esta no es la mejor medición ni la más precisa, pero proporciona un punto de partida para analizar el estado de salud, el bienestar y los riesgos para la salud. El IMC te da una idea aproximada de dónde debería estar tu peso en relación con tu altura, pero no tiene en cuenta la masa muscular. (Es más útil para los proveedores de atención médica observar la proporción de las medidas de su cadera y cintura, pero esto es más difícil de calcular durante su visita o por su cuenta).

Los Centros de Servicios de Medicare y Medicaid (CMS, por sus siglas en inglés) requieren que su IMC se registre en su historial de salud. He adjuntado un enlace a la calculadora de IMC en línea de los Institutos Nacionales de Salud en la sección de Recursos de este libro. Un IMC normal es de 18.5 a 24.9. Por debajo de 18,5 es bajo peso, de 25 a 29,9 se considera sobrepeso y por encima de 30 se clasifica como obeso. (Si usted es un culturista con un IMC de 30 o más, come comidas saludables y hace ejercicio y tiene poca grasa corporal, es posible que no tenga un problema médico. El músculo pesa más que la grasa. Aun así, recomendaría análisis de sangre para asegurarse de que todos los niveles sean normales).

El peso puede ser un tema delicado para muchas personas y los proveedores deben manejarlo con respeto. Si bien tanto los proveedores como los pacientes se sienten incómodos al hablar sobre el exceso de peso, la obesidad es una afección médica. Abordar el peso es importante para la salud y el bienestar. Recuerde que la responsabilidad de su proveedor de atención médica es informarlo sobre su salud.

Todos tenemos tejido graso (el término médico es tejido adiposo). La grasa es el sistema de autopistas hormonales y la necesitamos para que nuestro cuerpo se comunique consigo mismo. La grasa aísla nuestro cuerpo y sirve como una capa de protección para nuestros órganos internos y almacenas vitaminas importantes. **Tener muy poca o demasiada grasa puede causar enfermedades.** Se han desarrollado cirugías y medicamentos para bajar de peso para ayudar a tratar la obesidad. **Si no tiene un problema de obesidad, no se le deben recetar estos tratamientos.**

La mayoría de las veces, la obesidad es causada por una alta ingesta de alimentos rápidos, convenientes y procesados combinados con la inactividad. Su PCP puede tener una conversación con usted sobre su estilo de vida y hábitos alimenticios para ayudarlo a comprender sus riesgos de salud y cómo puede trabajar para lograr un mejor estado de salud y bienestar. Se deben realizar análisis de sangre para detectar trastornos metabólicos (estos incluyen diabetes y enfermedades cardíacas).

Si su IMC es superior a 30, su médico de atención primaria debe hacerle las siguientes preguntas: ¿Está preparando sus comidas en casa desde cero? ¿Estás comiendo de tres a cuatro porciones de verduras cada día? ¿Estás comiendo frutas, semillas y frutos secos, proteínas magras como pescado, pollo y huevos? ¿Qué tal frijoles o lentejas? ¿Está evitando los alimentos procesados, prefabricados y chatarra, limitando su consumo de alcohol y no fumando? ¿Su ingesta de bebidas azucaradas como jugos y gaseosas es baja? ¿Está realizando ejercicio aeróbico y entrenamiento de fuerza y evita estar sentado durante la mayor parte de sus horas de vigilia? ¿Duermes al menos 7 horas cada noche?

Si, durante su día típico, come la mayoría de sus comidas fuera de casa o calienta las comidas que compró en una caja o en la sección de congeladores de la tienda de comestibles y su IMC es de 30 o más, su médico de atención primaria puede recomendar modificaciones y también puede derivarlo a un dietista para obtener más apoyo.

La obesidad aumenta el riesgo de desarrollar diabetes, enfermedades cardíacas, dolor en las articulaciones y posiblemente cáncer, por nombrar algunas enfermedades. Esto no es solo Malas Noticias, Bárbara, tratando de asustarte. Las investigaciones demuestran que esto es cierto. Lea más sobre cómo puede reducir sus riesgos de salud en el Capítulo Dieciséis: Comer. Mover. Descansa.

Repite. Te sorprenderá lo fácil y asequible que puede ser llevar un estilo de vida saludable.

Presión sanguínea

La presión arterial es la cantidad de fuerza necesaria para bombear sangre por todo el cuerpo. Lo ideal es que su presión arterial permanezca por debajo de 120/80. La lectura superior, la presión arterial sistólica, es una medida de la presión que el cuerpo utiliza cuando late el corazón. La lectura inferior, la presión arterial diastólica, es una medida de la presión cuando el cuerpo está en reposo. La hipertensión, comúnmente llamada presión arterial alta, es un asesino silencioso en todo el mundo. Muchas personas no saben que tienen presión arterial alta y, a menudo, no hay síntomas. **La presión arterial alta no controlada puede provocar un ataque cardíaco, un accidente cerebrovascular, enfermedad renal y más.**

Desafortunadamente, estoy viendo a personas más jóvenes con presión arterial alta en los 130/80 o 140/90 años que se niegan a las intervenciones. Como médico de atención primaria, puedo educar y señalar los problemas de salud, pero tengo que dejar que mis pacientes tomen sus propias decisiones sobre su salud.

La amenaza silenciosa: la batalla de un paciente contra la hipertensión no controlada

Tengo muchas pacientes como Allison. Tiene 29 años y su presión arterial es constantemente de 150 a 100 en sus visitas. Ella hace citas conmigo, pero insiste en que no tiene quejas e informa que se siente bien. Tiene antecedentes familiares de hipertensión, ya que la padecieron su madre, su padre, sus dos hermanas y sus abuelos maternos y paternos. Su madre tuvo su primer derrame cerebral a los 45 años y murió de un ataque al corazón a los 55 años. Su padre murió de un ataque al corazón a los 56 años. El índice de masa corporal de Allison es de 50 (obesidad de clase 3).

Allison no cocina, come principalmente comida rápida, no está activa durante el día. Duerme de nueve a diez horas cada noche. Ella se niega a tomar la medicación. Le he ofrecido un referido a cirugía bariátrica, no específicamente para someterse a la cirugía, sino para obtener el apoyo nutricional y emocional que creo que necesita para hacer cambios en su estilo de vida. Me preocupa que tenga un ataque cardíaco o un derrame cerebral, desarrolle insuficiencia renal, necesite diálisis o, lo que es peor, muera prematuramente.

Ha habido visitas en las que le planteo mi preocupación por su presión arterial y ella me dice: "Hice una cita por otra razón, no vine aquí para hablar sobre mi presión arterial". Nombrado. Expreso mis preocupaciones, escribo en su historia clínica que ella es consciente de sus riesgos, que no es receptiva a la consejería y rechaza el tratamiento. No puedo obligarla a hacer nada. Puedo seguir ofreciéndole consejería y estar allí cuando ella esté lista. Su cuerpo. Su elección. Su salud. Debe haber una razón por la que ella sigue haciendo citas conmigo. Espero que ella sepa que mi queja es porque me importa.

Me importa especialmente porque la presión arterial alta es algo personal para mí. Llevo un estilo de vida saludable, soy vegetariano, podría estar menos nervioso, pero trabajando en ello meditando varias veces al día y haciendo ejercicio, y mis análisis de sangre son normales. Pero tengo antecedentes familiares de enfermedades cardíacas, hipertensión y accidentes cerebrovasculares. Para reducir el riesgo de sufrir un accidente cerebrovascular, un ataque cardíaco u otras consecuencias de la presión arterial alta no controlada, sé que necesito tomar medicamentos, pero también continuar con mi estilo de vida saludable y controlar mejor mi estrés. Mi médico de atención primaria habló conmigo sobre los efectos secundarios de los medicamentos. Uno tenía un posible efecto secundario de tos, y debido a que tengo asma, trabajo en el sector de la salud y estoy expuesto a infecciones respiratorias, opté por un medicamento diferente. Fueron necesarias varias visitas antes de que controlaran mi presión arterial, pero el plan fue creado por mi médico de cabecera y yo. Toma de decisiones compartida. Aunque entiendo la presión arterial alta como médico, fui al sitio web de la Clínica Mayo para entenderla como paciente.

Pulso y respiraciones

El pulso es el número de veces que late el corazón en un minuto. La frecuencia cardíaca promedio es de 60 a 100 latidos por minuto y es una medida de la salud del corazón. Controlamos el pulso para asegurarnos de que su corazón no esté funcionando demasiado o no lo suficientemente bien. Pulse nos brinda información sobre su nivel de condición física, circulación sanguínea, ritmo cardíaco, salud de la tiroides y salud cardíaca en general.

Las respiraciones son el número de respiraciones que haces en un minuto. El rango normal es de 12 a 16 respiraciones por minuto. Evaluamos si está respirando demasiado rápido o si su respiración es baja y dificultosa. Los patrones respiratorios anormales pueden indicar enfermedades o trastornos respiratorios, incluidos problemas neurológicos.

Temperatura

La temperatura corporal es un signo vital que puede indicar rápidamente la presencia de infección o inflamación en el cuerpo. Una temperatura elevada (fiebre) puede ser un signo de varias afecciones que van desde infecciones virales menores hasta enfermedades más graves, mientras que una temperatura anormalmente baja puede sugerir hipotermia u otros problemas de salud. La temperatura promedio del cuerpo humano es de 98.6 grados F (37 C). La fiebre supera los 99 °F (37,2 °C).

Última menstruación

El primer día de su último período menstrual (no el último día) es un signo vital importante que a menudo se pasa por alto en la atención primaria. Los períodos irregulares pueden ser motivo de preocupación, no solo en términos de fertilidad y embarazo, sino también en otros problemas de salud. Una vez que dejas de tener períodos, ya sea porque estás en la posmenopausia o por alguna otra razón, aumentan algunos riesgos para la salud, especialmente para las enfermedades cardíacas y la osteoporosis.

Niveles de dolor

El dolor es una fuerza impulsora del trastorno por consumo de sustancias, tanto de opioides como de alcohol. Con demasiada frecuencia, el dolor no se aborda adecuadamente durante las visitas al médico de atención primaria, para muchas personas, pero especialmente para las personas de color. El dolor puede ser físico o emocional, pero ambos son igualmente relevantes y afectan su salud. La vida es dura y a algunas personas les resulta más fácil adormecer el dolor que enfrentarlo de frente.

Al comprender los componentes de su examen físico, puede ser un participante más activo en su atención médica, interactuando de manera más efectiva con su proveedor de atención médica. Recuerde, el examen físico no es solo un procedimiento de rutina, sino una herramienta crucial para mantener su salud y detectar posibles problemas a tiempo.

Capítulo Doce

Evaluaciones objetivas: pruebas y exámenes de detección

Las pruebas de laboratorio y los exámenes de detección son herramientas vitales en la atención médica moderna, ya que brindan información crucial sobre las funciones internas de su cuerpo y los posibles riesgos para la salud. Estas pruebas pueden variar desde análisis de sangre de rutina hasta exámenes de ultrasonido y tomografías computarizadas (TC), cada una de las cuales ofrece información única sobre su estado de salud. Comprender lo que buscan estas pruebas y por qué se solicitan es esencial para participar activamente en su viaje de atención médica. Este conocimiento no solo te ayuda a tomar decisiones informadas, sino que también te permite hacer preguntas relevantes e interpretar mejor tus resultados.

En este capítulo, exploraremos las pruebas de laboratorio y los exámenes de detección comunes, sus propósitos y lo que sus resultados podrían significar para su salud en general.

Pruebas de laboratorio típicas

Si su PCP ordena **pruebas de laboratorio o análisis de sangre**, pida que le expliquen las pruebas y por qué las necesita. Su PCP tiene que relacionar cualquier prueba que ordene con un diagnóstico para que el seguro cubra el costo de este. Muchas pruebas se solicitan como medida preventiva, para detectar temprano un posible trastorno de salud, como colesterol alto, cáncer colorrectal, cáncer de próstata o prediabetes. Otros están destinados a confirmar un diagnóstico, como anemia, diabetes, una infección por levaduras, una *infección de transmisión sexual o cáncer.*

Debe estar de acuerdo con todas las pruebas que se ordenen. Por ejemplo, cuando tengo un paciente con diabetes que debe hacerse la prueba de hemoglobina A1C (HgbA1c), una medida promedio de azúcar en la sangre, le ofreceré la prueba. De esa manera, la próxima vez que vea a su especialista en diabetes (conocido como endocrinólogo), ya tendrá información actualizada. He tenido pacientes que se niegan a hacerse la prueba, porque no quieren saber sus niveles actuales porque saben que no han estado haciendo un buen trabajo en el manejo de su afección. Por muy importante que sea la prueba, es su cuerpo. Su elección. Su salud. Documento que ofrecí la prueba y me negaron. Debo respetar su decisión de no querer la prueba.

Si desea que le hagan la prueba para algo que el proveedor no ha mencionado, no dude en preguntar si se puede hacer la prueba y si debe estar cubierta por el seguro. Por ejemplo, dado que trabajo en salud de la mujer, muchas personas vienen solicitando una prueba de detección de ITS (infecciones de transmisión sexual). Nunca ordeno una prueba de detección de ITS para todos, asumiendo que la necesitan. Pero generalmente pregunto sobre la actividad sexual de la persona, porque puede afectar su salud. Las infecciones de transmisión sexual (ITS) como la clamidia pueden causar problemas más adelante en la vida (aumentan el riesgo de cáncer de cuello uterino, infertilidad). No todos los médicos de atención primaria mencionarán el tema. Pero si tiene relaciones sexuales sin condón con una nueva pareja y no conoce su estado de ITS o con una pareja en la que no confía, o si tiene varias parejas sexuales, corre el riesgo de contraer ITS y debe solicitar hacerse la prueba de detección. Si estás en una relación comprometida, nunca has tenido una ITS y tu riesgo de contraer ITS es bajo, no necesariamente necesitas hacerte la prueba de detección a menos que la desees.

También puede negarse a hacerse las pruebas de detección. El hecho de que una prueba esté disponible no significa necesariamente que deba solicitarse. Antes de aceptar cualquier prueba, debe tener una conversación sobre qué pruebas se ofrecen, qué hará el PCP con la información, cómo podría cambiar su plan de atención y cuánto tendrá que pagar por la prueba si no está cubierta por su seguro.

Es común que un médico de atención primaria ordene los siguientes análisis de sangre en su visita anual de salud preventiva. Si te dan acceso a los resultados de tus estudios de laboratorio (análisis de sangre), esos resultados incluirán el rango normal como punto de referencia. Si los resultados están por encima o por debajo de lo que se considera normal, deben estar resaltados o en negrita. Tu PCP tomará sus resultados en contexto, en función de si la prueba es preventiva (para detectar un problema antes de que muestre síntomas), destinada a detectar la causa de su queja o utilizada para controlar una afección de salud crónica.

- **CBC**: el hemograma completo examina los glóbulos rojos y blancos para detectar infecciones o anemia (glóbulos rojos bajos). El hemograma completo consta de muchas partes, con múltiples indicadores que miden los glóbulos rojos y blancos.

- **CMP**: el panel metabólico integral verifica las funciones del azúcar, las proteínas, los riñones y el hígado. Algunos médicos de atención primaria solo solicitan un BMP (panel metabólico básico) que no controla la función hepática. Muchas enfermedades (enfermedades cardíacas, enfermedades renales, hígado graso no alcohólico y diabetes) son de naturaleza metabólica. Ese es un término elegante para las cosas que suceden naturalmente dentro de su cuerpo en función de los alimentos que consume. La incidencia del hígado graso no alcohólico (médicamente llamada enfermedad hepática esteatótica) es relativamente alta. Si tiene factores de riesgo, como antecedentes familiares de la enfermedad, colesterol alto, síndrome metabólico, resistencia a la insulina u obesidad, solicite la CMP si ve que solo se ha ordenado una BMP.

- **HgBA1C (hemoglobina A1C):** Esto verifica la diabetes (básicamente, su nivel de azúcar durante las últimas 6 a 8 semanas). Es una medida importante para determinar la prediabetes o qué tan bien controlada está su diabetes si tiene diabetes. Las mediciones normales están por debajo de 5,5. Una medición de 5.6 a 6.3 indica prediabetes (lo que significa que sin cambios en el estilo de vida desarrollará diabetes), y cualquier cosa por encima de 6.4 es diabetes. Si eres diabético, el objetivo es tener un valor de HgBA1C por debajo de 7.0.

- **Panel de lípidos:** El panel de lípidos tiene 4 valores principales, y su riesgo cardiovascular general está determinado por todos los valores tomados en conjunto:
  - Colesterol total
  - HDL (lipoproteína de alta densidad, el colesterol "bueno" que protege el corazón)
  - Triglicéridos (un tipo de grasa en la sangre)
  - LDL (lipoproteína de baja densidad, a menudo llamada colesterol "malo")

Un nivel normal de colesterol total está por debajo de 200. A menudo existe una relación entre los triglicéridos altos y la HbA1c alta, que puede estar relacionada con una dieta alta en carbohidratos (pan, cereales, pasta, tortillas, galletas, galletas saladas, galletas, alimentos procesados y azúcares añadidos). Si bien tengo pacientes a los que les dicen que tienen colesterol alto cuando sus totales están en los 200 bajos, es importante observar la proporción entre LDL y HDL. Un nivel normal de HDL es cualquier cosa por encima de 40. Incluso si el LDL está ligeramente elevado, un

HDL alto puede compensar este riesgo. La relación LDL/ HDL se calcula dividiendo el LDL por el HDL. Una proporción por debajo de 3,5 generalmente se considera buena, y las proporciones más bajas indican un menor riesgo cardiovascular. Pequeños ajustes en su dieta pueden reducir un LDL ligeramente elevado mientras mantiene el HDL alto protector.

- **Estudios de tiroides** (generalmente TSH, T3, T4, a veces anticuerpos TPO reflejos): Los trastornos de la tiroides son muy comunes en las mujeres. Si su queja principal sugiere un problema de tiroides, su proveedor ordenará esta prueba. Si tiene antecedentes familiares y tiene síntomas relacionados con trastornos de la tiroides, también se solicitará esta prueba.

- **La prueba del VIH** se recomienda una vez en la vida, al igual que la detección de la hepatitis C, con más frecuencia si tiene factores de riesgo.

- **Pruebas de detección de infecciones de transmisión sexual (ITS):** Si está en riesgo (sexualmente activo con múltiples parejas, nueva pareja, no confía en su pareja actual o simplemente está preocupado), debe solicitar esta prueba. Los análisis de sangre se utilizan para detectar el VIH, la sífilis (RPR) y la hepatitis B. Las muestras de gonorrea, clamidia y tricomoniasis se pueden tomar de la orina, la boca, la vagina y/o el ano, dependiendo de la actividad sexual y la exposición. Las pruebas de detección del herpes simple (VHS) solo deben realizarse si tiene una llaga o lesión real, ya que los análisis de sangre para el VHS pueden ser inexactos.

Exámenes de ginecología (mujer sana)

Las pruebas de laboratorio anteriores deben solicitarse durante su examen anual de bienestar, pero eso depende de su proveedor. Si se va a hacer un examen ginecológico anual, el proveedor de atención médica de la mujer puede ordenar una prueba de Papanicolaou (una prueba de detección para el cáncer de cuello uterino) o cultivos vaginales para detectar vaginosis bacteriana, cándida (infección por levaduras) y/o infecciones de transmisión sexual.

Para ahorrar tiempo, puedes pedirle a tu proveedor de atención médica para la mujer que también ordene las pruebas de laboratorio típicas. Si no brindan atención primaria, pero pueden darle una orden para las pruebas, su PCP puede revisar los resultados de su laboratorio la próxima vez que los vea. Tendrá acceso a través del portal del paciente para mostrarle a su médico de atención primaria los resultados si su registro médico electrónico no se integra con el laboratorio donde se realizaron las pruebas.

Pruebas de detección de enfermedades crónicas

Si está controlando una afección crónica como diabetes, hipertensión, enfermedad renal, insuficiencia cardíaca o enfermedad de la tiroides, es posible que necesite una hemoglobinaA1C cada 3 meses, especialmente si su diabetes/azúcar no está bien controlada. En el caso de la diabetes y las afecciones de presión arterial alta, el proveedor de atención médica también puede solicitar estudios de orina para controlar la función renal, como la relación microalbúmina/creatinina. Nunca está de más preguntarle a su proveedor qué pruebas le deben hacer para asegurarse de que todo funcione como debería.

Pruebas específicas para problemas de salud individuales

Su médico de atención primaria puede ordenar pruebas específicas para determinar si está experimentando síntomas que podrían sugerir una infección del tracto urinario (muy común en las mujeres, más rara en los hombres) o pruebas de infecciones de transmisión sexual (ITS). Se pueden realizar otras pruebas para diagnosticar el olor o la irritación vaginal, la falta de energía o el cansancio excesivo. Hay muchas razones para los análisis de sangre.

Una prueba importante que a menudo se pasa por alto es la que se utiliza para detectar el H. pylori, una bacteria que se encuentra en el intestino y que puede causar úlceras, gastritis (inflamación en el estómago) y, si no se trata, cáncer de estómago. **Si tiene signos de infección por H. pylori, como dolor o ardor estomacal, náuseas, disminución del apetito o distensión abdominal, hable con su médico de atención primaria sobre la posibilidad de solicitar esta prueba.** Algunos de mis pacientes que han dado positivo para esta afección informan un empeoramiento del dolor en la parte inferior del abdomen después de comer o molestias en todo el abdomen. Por lo general, se trata de una prueba de aliento de 15 minutos, pero a veces se analizan las heces. Si su prueba es positiva, recibirá dos semanas de antibióticos (si es propenso a contraer infecciones por hongos con el uso de antibióticos, y muchas mujeres lo son, pida medicamentos para levaduras con recargas). Confía en mí en esto. ¡Di positivo por H. pylori hace unos 20 años y tuve la peor infección por levaduras de mi vida! ¡No se lo deseo a nadie! Ahora doy una receta de terconazol-3 con 1 reposición para cualquier persona que dé positivo en la prueba de H. pylori. A diferencia de otras pruebas, si el resultado de la prueba es positivo para H. pylori, es necesario volver a hacerse la prueba uno o dos meses después de completar los antibióticos para asegurarse de que la infección se ha tratado adecuadamente y evitar complicaciones.

Hitos del cribado

Hay varias pruebas de detección que debe considerar hacerse regularmente. Las más comunes son las pruebas de Papanicolaou y las mamografías para las mujeres, las pruebas de detección de la próstata para los hombres y las colonoscopias tanto para las mujeres como para los hombres. Dado que es posible que no vea al mismo médico de un año a otro, debe saber por qué estas pruebas de detección son importantes y con qué frecuencia las necesita.

Pruebas de Papanicolaou (citología cervical)

Una prueba de Papanicolaou se diseñó originalmente para detectar el cáncer de cuello uterino. El cáncer de cuello uterino tiende a ser un cáncer de crecimiento lento, pero si se detecta a tiempo, se puede tratar. Hoy en día, las pruebas de Papanicolaou también se pueden recolectar de la garganta y el ano para detectar cánceres causados por las mismas cepas del virus del VPH (virus del papiloma humano). Este virus es la infección de transmisión sexual más común. Si nunca ha tenido relaciones sexuales, su riesgo de desarrollar cáncer de cuello uterino es bajo.

Al momento de escribir este libro, las pruebas de Papanicolaou generalmente se realizan por primera vez a los 21 años (se supone que todas las mujeres han tenido relaciones sexuales en este momento). Si nunca ha tenido relaciones sexuales y tiene 21 años o más, es posible que no necesite la prueba o puede rechazarla sabiendo que su riesgo es bajo. Por lo general, las pruebas de Papanicolaou no se realizan después de los 65 años, ya que el riesgo de que el VPH se convierta en cáncer de cuello uterino es bajo. Sin embargo, si tienes 65 años y no te has hecho una prueba de Papanicolaou desde los 50, puedes pedirla. Además, si tiene antecedentes de pruebas de Papanicolaou anormales, las pruebas de Papanicolaou deben continuar durante 20 años después de la última prueba normal, o hasta los 65 años. Por lo tanto, si tuviste una prueba de Papanicolaou anormal y la última normal fue a los 50 años, necesitas una prueba de Papanicolaou hasta los 70 años.

Dado que la recolección de la prueba es invasiva y puede ser incómoda, especialmente para las mujeres que nunca han tenido penetración vaginal, debe hablar con su médico de atención primaria o proveedor de atención médica para mujeres sobre si realmente necesita una prueba de Papanicolaou. Expresa cualquier inquietud que tengas. La prueba de Papanicolaou también puede ser incómoda y traumática para alguien que ha experimentado un trauma sexual. Crear un ambiente tranquilo y afectuoso para este procedimiento es crucial para desarrollar la confianza del paciente. Muchas mujeres han tenido experiencias traumáticas al hacerse una prueba de Papanicolaou y renuncian a su atención hasta que experimentan problemas reales. Aquí es donde la toma de decisiones compartida con su proveedor es importante. Está bien negarse. Tu cuerpo, tu elección, tu salud. Todo lo que los proveedores pueden hacer es asesorar y documentar. Su proveedor debe documentar la conversación en su expediente médico para que la próxima vez que él (u otra persona) lo vea, conozca sus preocupaciones.

Hay buena información en el horizonte. En mayo de 2024, la FDA aprobó una prueba de VPH que permite la autorecolección en un entorno de atención médica para mujeres mayores de 25 años.[xv] Estas pruebas ya están en uso en otros países, pero son nuevas en los EE. UU., y reducirán las barreras que conlleva hacerse una prueba de Papanicolaou. Las pruebas deberían estar ampliamente disponibles en la mayoría de los entornos de atención ambulatoria para mujeres aseguradas y no aseguradas en el otoño de 2024. Si tiene que hacerse una prueba de detección, pregúntele a su proveedor acerca de las nuevas pruebas. Es posible que muchos proveedores duden en usar las nuevas pruebas (tanto como lo eran cuando pasamos de las pruebas de Papanicolaou convencionales a ThinPrep), pero esto cambia las reglas del juego para que más mujeres se hagan la prueba de detección del cáncer de cuello uterino. El horario de las pruebas de detección también cambiará con esta prueba a cada 5 años entre las edades de 25 y 65 años con una prueba de VPH negativa.[xvi]

Mamografías

Una mamografía es un examen de rayos X de las mamas para detectar el cáncer de mama. Las mamografías salvan vidas. Sin embargo, existe un debate sobre cuándo deben comenzar las pruebas de detección y con qué frecuencia deben hacérselas. Algunas organizaciones dicen que debes tener el primero a los 40, otras dicen que a los 50. Mi opinión profesional es de 40 años.

Su seguro pagará una mamografía una vez que tenga 40 años, pero es posible que desee discutir la necesidad con su proveedor. Pueden aconsejarte sobre tu riesgo de cáncer de mama en función de los antecedentes familiares y otros factores. Si tienes antecedentes familiares de un pariente de primer grado (mamá o hermana), las pruebas de detección deben comenzar 10 años antes de la edad en que tu familiar recibió el diagnóstico de cáncer de mama. Por ejemplo, si una madre o hermana tenía 45 años cuando le diagnosticaron cáncer de mama, la mamografía debe comenzar a los 35 años. Además, las mujeres negras y latinas tienden a ser diagnosticadas con cáncer de mama a una edad más temprana que las mujeres blancas y tienden a tener tipos de cáncer de mama más agresivos.[xvii] Empecé a hacerme mamografías a los 27 años porque sentí un bulto que me preocupaba y mi madre murió de cáncer de mama a los 30 años (le diagnosticaron cuando tenía 28 años). En mi caso, las pruebas de detección deberían haber comenzado a los 18 años, pero la mayoría de las organizaciones no hacen una mamografía tan temprano.

Si tiene más de 40 años, nunca se ha hecho una mamografía y su proveedor no lo menciona, pídala. A excepción de una paciente que tenía más de 60 años cuando le diagnostiqué cáncer de mama, todas mis otras pacientes con cáncer de mama tenían más de 40 años. En algunos consultorios, la notificación de la brecha de atención para la detección del cáncer de mama aparece a los 50 años. Si este es el caso, es posible que un proveedor no ordene una mamografía si usted es menor de 50 años. La mayoría de los seguros pagarán una mamografía después de los 40 años y usted tiene derecho a pedirla.

Ahora, con la mamografía por tomosíntesis, que utiliza rayos X de baja dosis, las mamografías son más cómodas de lo que solían ser. Es posible que pasen de cinco a seis meses antes de que puedas obtener una cita para una mamografía, especialmente si vives en una comunidad urbana o rural de escasos recursos. Imagínese que su médico de atención primaria le diga la importancia de las mamografías solo para que el centro de diagnóstico por imágenes le diga que tiene que esperar meses para hacerse una. Como dije antes, hay muchos problemas en la atención médica hoy en día.

Pruebas de detección de cáncer colorrectal (también conocidas como pruebas de detección de cáncer de colon)

El colon y el recto son la última parte del sistema digestivo por donde viajan los alimentos antes de defecar (lo que entra en la boca se orinará, se sudará, se defecará o se almacenará).

Las tasas de cáncer colorrectal están aumentando, especialmente en las personas más jóvenes.[xviii] Los expertos dicen que tiene que ver con una serie de factores, incluido el alto uso de antibióticos, que afecta negativamente el microbioma intestinal, la dieta, las dietas bajas en fibra natural (no suficientes verduras, frutas, granos integrales, frijoles), los alimentos procesados y la inactividad.

Aquí es donde me convierto en Bad News Barbara, porque el futuro da miedo cuando se observan las tendencias de salud. Lo que comas hoy te afectará hoy, mañana y el resto de tu vida. Les digo a mis pacientes que, si comes mierda, te sientes como una mierda, y no puedes cagar, lo que puede aumentar tu riesgo de enfermedad, incluido el cáncer colorrectal. Si no defecas todos los días, observa lo que estás comiendo y asegúrate de incluir fibra natural en tu dieta.

La recomendación más reciente sobre cuándo hacerse la primera prueba de detección de cáncer colorrectal ha cambiado a los 45 años. Si tiene antecedentes familiares de cáncer colorrectal u otros factores de riesgo, su médico de atención primaria puede recomendarle que se haga uno antes.

Si tiene menos de 45 años y tiene síntomas que podrían indicar un problema, hable con su médico de atención primaria. El estreñimiento, la diarrea, la sangre en las heces o en el papel higiénico después de limpiarse, las hemorroides crónicas y los calambres persistentes en la parte inferior del abdomen pueden estar relacionados con un problema colorrectal. Hay pruebas de laboratorio simples que se pueden solicitar (prueba oculta en heces o FIT o Cologuard, dependiendo de la disponibilidad y de si está cubierta por su seguro). Pero si hay motivo de preocupación y/o antecedentes familiares, pida que lo deriven a un gastroenterólogo (un especialista en el tracto digestivo) para analizar si necesita una colonoscopia. Aunque las colonoscopias son invasivas, si se observa algo inusual (un pólipo), se puede extirpar, lo que reduce el riesgo de cáncer.

Cribado de próstata

Este análisis de sangre para hombres detecta algo llamado antígeno prostático específico (PSA, por sus siglas en inglés), que puede ser alto si tienes problemas de próstata. Un PSA elevado puede indicar un problema que va desde la hiperplasia prostática benigna (HPB), que es la hinchazón no cancerosa de la próstata, hasta el cáncer de próstata. Existe controversia en el campo de la medicina sobre si esta prueba es necesaria, por lo que es importante hablar primero con su proveedor al respecto. Los antecedentes familiares de cáncer de próstata o un tacto rectal no concluyente pueden justificar la realización de la prueba. Algunas personas dicen que puede generar pruebas adicionales, costos y preocupaciones sin ninguna razón.

Pruebas de detección de cáncer de pulmón

Si usted es fumador o tiene antecedentes de fumar cigarrillos a largo plazo, hable con su proveedor sobre la posibilidad de hacerse una radiografía de tórax para detectar el cáncer de pulmón.

Pruebas de detección de osteoporosis

Si tiene 65 años o más (mujer u hombre) o tiene otros factores de riesgo de fracturas, hable con su proveedor sobre su riesgo de fractura y solicite una prueba de densidad ósea.

Capítulo Trece

Tu cuerpo te habla: por qué deberías escuchar

Cree en el poder del cuerpo humano, de tu cuerpo. Tu cuerpo te habla. No de la forma en que algunas personas con enfermedades psiquiátricas escuchan voces. Pero, en general, tu cuerpo te habla teniendo síntomas físicos.

Comprender e interpretar las señales de su propio cuerpo es clave para controlar su salud. Escucha a tu cuerpo. Sintonice con sus síntomas, hágase preguntas, anote sus respuestas y vea si le dan alguna idea de por qué tiene este problema. Si no puedes resolver la situación por tu cuenta, lleva tus respuestas contigo cuando veas a tu proveedor para un diagnóstico profesional y un plan de tratamiento. Le recomiendo que resista la tentación de buscar sus quejas en línea. Siempre puedes encontrar una lista de condiciones médicas asociadas con tus síntomas, pero perderás la conexión mente-cuerpo. También puede obtener información que es irrelevante para su situación.

En una nota al margen, hay mucha información útil en línea y animo a mis pacientes a que visiten los sitios web de Mayo Clinic, Cleveland Clinic o CDC para validar la información que hemos discutido durante su visita si desean más información. A veces, las personas aprenden mejor cuando pueden leer o ver videos o ver gráficos en lugar de escuchar. (Proporcionaré enlaces a sus páginas en la sección de recursos al final del libro). Estos sitios web a menudo aparecerán en la parte superior de los resultados de búsqueda.

Por supuesto, puede hacer su propia búsqueda en línea de las condiciones que podrían aquejarlo, y es posible que encuentre información que contradiga los sitios de atención médica de buena reputación. Eso puede sentirse bien si la información en esos sitios de buena reputación es negativa. Es parte de la naturaleza humana rehuir las malas noticias y creer que, si no piensas en ello, el problema desaparecerá. Sin embargo, cuando se trata de nuestra salud, conocer las cosas malas puede ser motivador para cambiar comportamientos y hacer citas médicas. Cuando se trata de la atención médica, las cosas de las que preocuparse a menudo no desaparecen y, si no se tratan, pueden progresar a algo peor.

A continuación, se muestra una lista de las quejas más comunes que tienen los pacientes y las preguntas que puede hacerse si experimenta alguna de ellas. Esta lista no es exhaustiva, pero leer estos ejemplos debería darte una mejor comprensión de cómo escuchar a tu cuerpo y las preguntas que debes hacerte y responder. Lo más probable es que, si experimenta alguno de estos problemas, tenga que esperar hasta su próxima cita con el proveedor, a menos que vaya a atención inmediata o de urgencia. Mientras tanto, puede resolver el problema por su cuenta y, si sus síntomas no cambian, su proveedor puede usar las respuestas a estas preguntas para diagnosticar la causa de su queja.

Consulte la lista en el Capítulo Siete para conocer los síntomas que requieren atención de emergencia, ¡y no los ignore!

Cefaleas

Muchos pacientes se quejan de dolores de cabeza frecuentes. Es posible que sufras de migrañas. El dolor de cabeza puede estar relacionado con los senos paranasales. Pero mire sus dolores de cabeza desde una perspectiva diferente y considere otras causas. ¿Cuándo fue la última vez que te revisaron la vista? ¿Le recetaron anteojos/lentes de contacto, pero no los usa? ¿Cuánto tiempo pasas frente a una pantalla (computadora, teléfono, tableta, televisión)? ¿Cuántas horas duermes cada noche? ¿Cuál es tu nivel de estrés? ¿Qué estás comiendo? ¿Estás comiendo lo suficiente? ¿Cuál es tu ingesta de agua y es posible que estés deshidratado? ¿En qué momento del día se producen? ¿Eres sensible al sonido o a la luz? ¿Tienes otros síntomas relacionados con los dolores de cabeza, como náuseas o alteraciones visuales? ¿Qué los hace mejores? ¿O peor?

Dolor de espalda

Si tiene dolor a lo largo de la columna vertebral en el área entre el cuello y los hombros, esto puede estar relacionado con el estrés o con la cantidad de tiempo que pasa encorvado sobre su teléfono o computadora. El dolor lumbar es el dolor de espalda más común. ¿Has empezado una nueva rutina de ejercicios? Cuando te agachas para recoger algo o levantar algo pesado, ¿lo haces con la espalda o con las piernas? La debilidad de los muslos, los glúteos y los músculos abdominales y una mecánica corporal incorrecta pueden provocar dolor lumbar. Les digo a mis pacientes que, si tuviéramos que levantar cosas con la espalda, tendríamos cuatro patas. Una mala postura también puede causar dolor lumbar. También lo puede ser la cantidad de almohadas con las que duermes por la noche. ¿Cuántos años tiene tu colchón? ¿Das vueltas y vueltas por la noche? Estas cosas también pueden causar dolor lumbar. Deberíamos pasar el 30% de nuestras vidas durmiendo, pero si estamos retorciendo la columna vertebral por la noche, podemos estar contribuyendo al dolor de espalda. ¿Qué has tomado o hecho para aliviar el dolor? ¿El estiramiento ayuda o lo empeora? ¿El dolor se irradia hacia arriba o hacia abajo?

Dolor en el pecho

¿Tienes un latido cardíaco acelerado que va y viene? Es posible que haya ido a la sala de emergencias o que le hayan hecho muchas pruebas solo para que le digan que todo es normal. Pero no te sientes normal. ¿Sientes ansiedad y estrés? Los ataques de pánico son comunes y pueden presentarse de muchas maneras, siendo el dolor en el pecho una queja común cuando alguien tiene un ataque de pánico. (He incluido signos y síntomas de un ataque cardíaco y un accidente cerebrovascular en la sección de recursos).

Dificultad para respirar

¿Te falta el aire y tienes otros síntomas? ¿Te falta el aire cuando subes uno o dos tramos de escaleras? ¿Cuándo haces ejercicio? ¿Cuándo sibilancias? ¿La dificultad para respirar ocurre cuando se siente nervioso? ¿Hacer de tres a cinco respiraciones profundas hace que desaparezca? ¿Es peor cuando estás al aire libre, vives cerca de una autopista, una fábrica o un vertedero de basura, lugares que contribuyen a la contaminación del aire?

Dolor abdominal

El dolor abdominal puede ser un síntoma de diversas afecciones, que van desde leves hasta potencialmente mortales. ¿Tu dolor va y viene? ¿Está relacionado con algo que comiste? ¿Has estado bebiendo agua regularmente para estar bien hidratado? ¿El dolor solo ocurre después de comer? ¿Ocurre cuando estás estresado? Algunas personas tienen una reacción de puñetazo en el estómago al estrés. ¿Algún medicamento de venta libre ayuda? ¿Qué lo hace mejor, si es que hay algo? ¿Tienes otros síntomas como náuseas, vómitos, diarrea o estreñimiento? ¿Tienes fiebre? ¿Escalofríos? En algunos casos, el dolor abdominal puede requerir una visita al departamento de emergencias. Llame al consultorio de su proveedor y hable con una enfermera asesora o un proveedor de atención médica si sus síntomas empeoran. Lleve un diario de alimentos hasta su cita. Cuando vea a su proveedor, pregúntele si es apropiado hacerse una prueba de aliento de H. pylori. A menudo hay una relación entre lo que comes y cómo te sientes. Las personas desarrollan sensibilidad o intolerancia a los alimentos, especialmente a los productos lácteos y al trigo, a medida que envejecen.

Dolor en la parte inferior del abdomen y dolor pélvico:

Si tienes útero y ovarios, ¿el dolor ocurre dos semanas después del primer día de tu último período menstrual? ¿Podría ser el dolor de la ovulación? ¿Ocurre cuando estás estresado? A menudo, las personas tienen una reacción visceral al estrés. ¿Con qué frecuencia defecas? Si defeca con poca frecuencia, ¿se siente mejor después de defecar? ¿El dolor va y viene? ¿Tienes diarrea? ¿Gas? ¿Ciertos alimentos como los lácteos lo empeoran? ¿Es persistente, tienes una nueva pareja sexual? ¿Tienes fiebre o escalofríos?

Dolor de rodilla

Esta es una dolencia común a medida que envejece y el cartílago de la articulación de la rodilla se descompone, al igual que el desgaste. Pero el dolor de rodilla a menudo también es causado por la inflamación. ¿Qué tan activo eres? ¿Te torciste la rodilla recientemente? ¿Practicabas muchos deportes cuando eras más joven? ¿Qué lo empeora? ¿Qué lo hace mejor? Si llevas peso extra alrededor de tu abdomen y estás mucho tiempo de pie, tus rodillas están soportando ese peso y podrían estar causando tu dolor. ¿Qué estás comiendo? ¿Tu dieta es alta en alimentos procesados? Estos podrían estar causando inflamación y empeorar el dolor.

Infección del tracto urinario (ITU), también conocida como infección de la vejiga

¿Usas el baño con más frecuencia? ¿Sientes que necesitas ir, pero cuando llegas al baño, no te sale nada? ¿Duele cuando orinas? ¿Sientes como si hubiera vaciado la vejiga, pero luego siente molestias? ¿O sientes que hay más orina para salir, pero luego no sale nada? ¿Has aumentado tu ingesta de agua? ¿Estás bebiendo bebidas energéticas? ¿Bebidas con cafeína? ¿Has aumentado tu consumo de alcohol? La vejiga tiene memoria muscular y si la estás llenando más de lo que lo hacías en el pasado, es posible que estés usando más el baño. Muchas bebidas pueden irritar la vejiga y hacer que vayas con más frecuencia. ¿Retienes la orina cuando necesitas ir al baño? ¿No estás bebiendo lo suficiente? Si tienes vagina, ¿has tenido relaciones sexuales con una nueva pareja? ¿Usas el baño después de tener relaciones sexuales? ¿Tienes sexo anal y luego sexo vaginal? ¿Te limpias de adelante hacia atrás después de usar el baño? Esto por la mayoría pueden causar infecciones urinarias, ya que la uretra (de donde orinas), la vagina (donde tienes relaciones sexuales) y el ano (donde defecas) están muy juntas y hay bacterias viviendo en cada sistema.

Picazón vaginal

En las personas con vagina, a veces las infecciones urinarias imitan la picazón vaginal (porque la uretra/orificio para orinar) está cerca de la vagina y más personas experimentan infecciones por hongos que las infecciones urinarias. ¿Tienes un cambio en el flujo vaginal? ¿Es grumoso? ¿De color amarillo verdoso? Cambio en el olor (todos olemos allí abajo, pero ¿huele a levadura, como si estuvieras haciendo pan?) (para todos los panaderos por ahí, probablemente les arruiné la experiencia). ¿Hace calor donde vives y sudas? ¿Usas bragas de entrepierna de algodón? ¿Pantalones ajustados? ¿Usar protectores diarios todo el día? ¿Usar un jabón nuevo, detergente?

Fatiga/falta de energía

¿Cuál es tu nivel de estrés? ¿Qué estás comiendo? ¿Estás comiendo lo suficiente? ¿Cuántas horas duermes? ¿Te sientes triste, desesperanzado, deprimido o solo? ¿Te sientes fatigado a la misma hora todos los días? ¿Qué comiste horas antes? Como dije antes y lo volveré a decir, hay una relación entre lo que comemos y cómo nos sentimos. Si está cansado un par de horas después del almuerzo, es posible que no haya comido una comida rica en nutrientes. Diré más sobre esto en el Capítulo Dieciséis, Comer. Mover. Descansa. Repite.

Afecciones de la piel

Manchas en la piel, acné, decoloración de la piel, erupciones cutáneas, picazón: la mayoría de estas afecciones son causadas por la inflamación. Piensa en los alimentos que estás comiendo. Muchos causan inflamación, incluso en la piel. ¿Sus elecciones de alimentos son altamente procesados? ¿Grasiento? ¿Has usado un jabón o loción corporal nuevo? ¿Maquillaje? ¿Nuevo detergente o suavizante de telas? ¿Compraste una prenda nueva sin lavarla primero?

Si revisa su lista de preguntas para cada queja y puede responder afirmativamente a cualquiera de ellas, es posible que haya encontrado la causa de su problema. Intente eliminar ese comportamiento y vea si el problema no se resuelve por sí solo. Si el problema no desaparece y/o empeora, no dude en llamar a la enfermera asesora de su médico de atención primaria y programar una cita si es necesario. Si no pueden verlo y usted no tiene un problema que requiera atención de emergencia, llévese a atención de urgencia.

Capítulo Catorce

Condiciones médicas comunes que pueden acortar su esperanza de vida

Las condiciones de salud crónicas o las enfermedades conducen a una disminución de la esperanza de vida y a una relación de bola y cadena con los medicamentos. Solo se te da una vida para vivir y depende de ti tomar la decisión de vivir la vida al máximo.

Recuerda, todo lo que hagas hoy te afecta hoy, mañana y el resto de tu vida. Si toma malas decisiones con respecto a su salud ahora, puede tener efectos devastadores para su futuro. Si bien vivir en el presente es importante para el bienestar mental, es crucial considerar cómo su estilo de vida actual afecta su salud a largo plazo. Descuidar los hábitos saludables puede provocar una cascada de problemas de salud:

1. Su cuerpo puede volverse resistente a los medicamentos, lo que requiere dosis más altas o recetas adicionales.
2. Pueden desarrollarse enfermedades crónicas que pueden causar daños irreversibles a los sistemas de órganos.
3. Estos problemas a menudo se agravan, creando un efecto de bola de nieve de deterioro de la salud.

El estilo de vida abarca varios factores que influyen en su bienestar, incluida la dieta, la actividad física, los patrones de sueño y el manejo del estrés. Al tomar decisiones conscientes y saludables en estas áreas, puede reducir significativamente el riesgo de desarrollar enfermedades crónicas comunes. La siguiente lista, aunque no es exhaustiva, cubre las condiciones de salud más prevalentes que las personas a menudo enfrentan debido a factores del estilo de vida.

Prediabetes y diabetes (también conocida como azúcar)

La prediabetes es cuando su cuerpo corre el riesgo de desarrollar diabetes, pero la enfermedad aún se puede prevenir. Hay dos tipos de diabetes, tipo 1 y tipo 2. El tipo 1 es más raro y es un trastorno autoinmune. (Un trastorno autoinmune es cuando el sistema de defensa de su cuerpo, que generalmente combate los gérmenes, se confunde y ataca sus propias células sanas. Es como si el ejército de tu cuerpo viera erróneamente algunas de tus propias células como invasoras y tratara de deshacerse de ellas).

La diabetes tipo 2 a menudo es causada por la dieta y las elecciones de estilo de vida, lo que significa que se puede prevenir. En este tipo de diabetes, su cuerpo tiene problemas para descomponer el azúcar de los alimentos que consume. ¿Por qué es importante? Su cuerpo descompone los alimentos que consume en azúcar (glucosa) para obtener energía.

El páncreas produce una hormona llamada insulina, que ayuda a las células a utilizar este azúcar. En la diabetes tipo 2, el cuerpo no produce suficiente insulina o no la usa bien. Esto hace que el azúcar se acumule en la sangre en lugar de ser utilizada por las células. La diabetes puede afectar a muchos sistemas diferentes del cuerpo, como los ojos, el corazón, los riñones y los dedos de los pies.

La diabetes tipo 2 es causada por comer demasiados carbohidratos con el tiempo (piense en alimentos dulces como helados y refrescos, pero también alimentos con almidón, como pan, pasta y cereales). Incluso si estos alimentos no tienen un sabor dulce, su cuerpo los descompone en azúcar. Comer demasiados carbohidratos con el tiempo puede abrumar la capacidad de tu cuerpo para procesar el azúcar.

La diabetes tipo 2 es completamente prevenible. Por supuesto, puedes tratar la diabetes con medicamentos, pero con el tiempo, si no controlas la cantidad de azúcar que comes y cuánto te mueves a lo largo del día, tus medicamentos dejarán de funcionar. En ese momento, necesitará diálisis, cuando necesite una máquina para eliminar los desechos y líquidos de su cuerpo (básicamente, la máquina funciona como sus riñones). Si le han dicho que tiene prediabetes o le preocupa que no esté controlando su diabetes lo suficientemente bien, he incluido más información sobre la diabetes en la sección de recursos.

Hipertensión

La hipertensión se conoce comúnmente como presión arterial alta. Es una afección que ocurre cuando las arterias o los vasos sanguíneos crean presión, lo que obliga al corazón a trabajar más para bombear sangre por todo el cuerpo.

Es posible que te estés quedando solo: "Puedo tomar medicamentos para controlar eso". Pero el cuerpo humano es más inteligente que nosotros. Si no se hacen cambios en el estilo de vida, el cuerpo se vuelve resistente. Aumenta el riesgo de sufrir un ataque cardíaco y un accidente cerebrovascular. La presión arterial alta no controlada puede causar daño renal, lo que aumenta la probabilidad de necesitar diálisis. Cuando esto ocurre, el daño es irreversible: deberá depender de la diálisis hasta que pueda recibir un trasplante de riñón.

Su proveedor debe hablar con usted sobre su riesgo de hipertensión. Esta es otra razón por la que es importante conocer sus antecedentes familiares. La presión arterial alta a menudo es causada por factores del estilo de vida: fumar, no hacer actividad física y comer una dieta alta en alimentos rápidos y preparados y baja en verduras y otras plantas. Pero la hipertensión también puede ser hereditaria: si tienes antecedentes familiares importantes, es probable que desarrolles presión arterial alta.

¿Recuerdas que hablé sobre reducir el riesgo? Puede reducir el riesgo de hipertensión, pero no eliminarla. Si tiene presión arterial alta y está haciendo todo bien, tomar su medicamento recetado todos los días junto con mantener un estilo de vida saludable reducirá su riesgo de accidente cerebrovascular y ataque cardíaco.

Enfermedad cardíaca

También conocida como enfermedad cardiovascular, la enfermedad cardíaca es la principal causa de muerte en las mujeres. Irónico, ¿no? Tenemos grandes corazones compasivos y para muchos de nosotros, nuestros corazones son los que nos fallan al final. La mejor manera de evitar las enfermedades cardíacas es garantizar un estilo de vida saludable. Siga una dieta saludable, limitando los alimentos procesados. Haz ejercicio regularmente. Mantenga un peso saludable para no ejercer presión sobre el músculo cardíaco. No fumes. Beba alcohol solo con moderación. Controle su estrés y duerma lo suficiente.

Si tiene una afección crónica, trabaje con su proveedor para mantenerla bajo control. Y si tienes antecedentes familiares de enfermedades cardíacas, hazte chequeos regulares. Con el tiempo, los pequeños cambios pueden marcar una gran diferencia en la salud del corazón. ¡Nunca es demasiado temprano ni demasiado tarde para empezar a cuidar tu corazón!

Cáncer

Los cánceres pueden desarrollarse en cualquier parte del cuerpo y ocurrir cuando las células normales se convierten en células anormales. Según la Sociedad Americana del Cáncer, los cánceres de mama, próstata, endometrio (útero), páncreas, riñón y melanoma (piel) están en aumento y el cáncer está afectando a las generaciones más jóvenes. [xix] El estilo de vida y la obesidad son los principales factores contribuyentes. De hecho, en un estudio reciente, 17 de los 24 cánceres más comunes están aumentando en adultos jóvenes de 25 a 49 años y 10 de los 17 cánceres están relacionados con la obesidad. [xx] Si bien las exposiciones ambientales como la contaminación y los productos químicos para siempre contribuyen al problema, puede reducir su propio riesgo mediante el control del peso.

Cuando se trata de cánceres de piel como el melanoma, las personas subestiman su riesgo. Todas las personas que se exponen al sol corren el riesgo de padecer cáncer de piel, independientemente del color de la piel. Usar bloqueador solar, cubrirse la cabeza con un sombrero y minimizar su exposición al sol (especialmente a la mitad del día cuando su exposición a los rayos UV es alta) reducirá su riesgo de cáncer y lo mantendrá luciendo más joven. El sol es una excelente manera de obtener vitamina D, pero mi consejo es limitar esta exposición a 15 minutos como máximo sin bloqueador solar. Más tiempo aumentará el riesgo de quemaduras solares, especialmente si tienes la piel más clara.

Ansiedad y depresión

La ansiedad y la depresión están aumentando, en las generaciones más jóvenes, pero también en todas las generaciones. Los problemas de salud mental empeoraron durante la pandemia de COVID porque las personas estaban aisladas de familiares, amigos y compañeros de trabajo.

Somos sociales por naturaleza y estamos destinados a estar conectados por comunidades. Pero el mundo está cambiando. La dinámica familiar cambia a medida que las personas se mudan para estudiar o trabajar, dejando atrás a su familia y amigos. Puede ser difícil desarrollar nuevas relaciones, especialmente en la edad adulta.

Es posible que estés participando en las redes sociales y tengas muchos seguidores y conexiones, pero sientas que estas relaciones no son profundas y significativas, lo que te hace sentir socialmente aislado y solo. Estamos tan conectados a nuestros teléfonos que nos olvidamos de conectarnos personalmente entre nosotros. La soledad es una crisis de salud pública que muchos proveedores pasan por alto. Puede tener un impacto negativo en su salud.

Reconocer la importancia de una conexión humana genuina y construir activamente una comunidad de apoyo son pasos cruciales para combatir la creciente ola de ansiedad, depresión y soledad, lo que en última instancia contribuye a una mejor salud y bienestar general. Puede que se necesite una aldea para criar a un niño, pero también se necesita la misma aldea para apoyarse mutuamente a lo largo de nuestras vidas. Si estás lidiando con ansiedad o depresión, lee el siguiente capítulo para obtener más información sobre la salud mental y cómo optimizarla.

Capítulo Quince

La salud mental es tan importante como la salud física

––––––––––––

Los términos salud mental y salud conductual se usan indistintamente. La salud mental es cualquier cosa que afecte tu estado de ánimo y tu bienestar físico y mental. El trauma infantil, el estrés, la ansiedad, la depresión, la soledad, el duelo y la vida en general pueden interferir con su salud mental.

La vida es dura y se vuelve más difícil a medida que envejecemos porque tenemos más responsabilidades. Las relaciones son más complicadas de lo que eran en la infancia. Es posible que te sientas incómodo hablando de la salud mental porque nunca se habló de ella en tu familia mientras crecías (o incluso ahora como adulto). Cuando te enfrentaste a desafíos que te hicieron sentir ansioso o deprimido, es posible que se esperara que simplemente lo absorbieras, lidiaras con la vida y siguieras adelante. Sin embargo, ahora sabemos que esta no es una forma saludable de sobrellevar la situación.

El estigma de la salud mental, una percepción negativa de las personas con problemas de salud mental prevalece en muchas culturas, incluida la nuestra. Sin embargo, se habló más abiertamente de la salud mental durante y después de la pandemia de COVID, ya que muchas personas estaban aisladas y compartían sus ansiedades. Algunas personas se sienten más cómodas ahora hablando de sus problemas de salud mental, aunque la mayoría todavía no lo está.

El estado de la salud mental en la actualidad

Al igual que los proveedores de atención primaria, hay una escasez de proveedores de salud conductual. No todos los sistemas de salud ofrecen un buen servicio de salud mental y conductual. Algunos sistemas de atención médica solo ofrecen 15 minutos de apoyo. Otros ofrecen 30 minutos. El tiempo promedio cubierto por el seguro comercial es de 45 minutos. Dependiendo del proveedor, las visitas pueden ofrecerse en persona, a través de videoconferencias (telemedicina) o por teléfono.

Donde trabajo, las visitas por video son limitadas. Las citas en persona o por teléfono están limitadas a 30 minutos o menos. Muchas personas no encuentran la terapia atractiva cuando hablan con alguien por teléfono, especialmente cuando no han conocido al proveedor en persona y desconfían de la atención médica y/o la atención de la salud mental. Si bien hay muchas formas en línea de obtener salud mental, estos servicios no siempre están cubiertos por el seguro y muchas personas no pueden permitirse pagar la terapia por sí mismas. El sistema de salud mental, al igual que la atención médica tradicional, está roto. En un mundo ideal, la salud tradicional y la salud mental se trabajarían conjuntamente.

Encontrar el proveedor adecuado

Creo que encontrar un proveedor de salud mental es como tener citas. Quieres a alguien que se especialice en el problema que tienes. Déjame explicarte. Si sufres de preocupación y ansiedad excesivas, quieres a alguien que se especialice en ansiedad. Si experimentaste un trauma en algún momento de tu vida, querrás un terapeuta que se especialice en trauma (no todos los terapeutas lo hacen). Si tienes depresión, quieres a alguien que la trate.

La atención de la salud mental no es una propuesta única para todos. De hecho, es todo lo contrario: es único para cada persona y el éxito de la atención depende tanto de la personalidad del proveedor como de la relación de confianza que establece con sus pacientes. Malas noticias Barbara está de vuelta con un golpe de realidad: la mayoría de los centros no ofrecen atención especializada en salud mental. Demasiados pacientes no pueden encontrar un proveedor con el que se conecten bien y se sienten decepcionados, a menudo para nunca volver a la terapia de salud mental cuando más la necesitan, para sanar y seguir adelante con la vida. Muchos servicios de salud conductual de telesalud y video de telesalud le permiten seleccionar a su proveedor de salud conductual en función de sus necesidades y su experiencia. Si no le gusta el primer proveedor que se le asignó, puede probar con otro. Pero este servicio a menudo se limita a personas que pueden permitirse pagar de su bolsillo o que tienen generosos planes de seguro médico.

Si necesita un proveedor de salud mental, comuníquese con su seguro médico directamente o a través de su empleador, Medicaid o Medicare para ver qué servicios están disponibles para usted. También puede tener suerte para encontrar uno en línea, a través de: https://www.samhsa.gov/find-help. (Este enlace también estará en la sección de recursos)

Tipos de proveedores de salud mental

Al igual que en la atención médica tradicional, hay muchos proveedores de salud conductual: Consejero Profesional Licenciado (LPC), Consejero Profesional Clínico Licenciado (LCPC), Trabajador Social Clínico Licenciado (LCSW), Consejero Matrimonial y Familiar (MFC), APRN Psiquiátrico, Doctor en Psicología (PsyD) y Psiquiatra MD.

La mayoría de los psiquiatras médicos evalúan, diagnostican y recetan medicamentos y no hacen terapia. La mayoría de los otros profesionales proporcionan la terapia, pero no recetan medicamentos. El nivel de educación y el título no necesariamente indican el nivel de atención que recibe. Como mencioné antes, cada persona es única y mientras que un proveedor específico puede trabajar para una persona, puede que no funcione para otra.

Si su PCP utiliza una herramienta de detección para el trastorno de ansiedad general (GAD-2, GAD-7) o la depresión (PHQ-2, PHQ-9) y cree que se beneficiaría de la atención de salud conductual en función de sus síntomas, conversación y evaluación de sus necesidades de salud mental, se le dará una derivación a un proveedor de salud mental. Pero eso no es una garantía de que vayas a ver uno rápidamente. Sepa que hay un largo tiempo de espera para obtener una cita de salud conductual. Si es necesario, su PCP puede recetar medicamentos si, a través de la toma de decisiones compartida, ambos determinan que es el mejor curso de acción para usted.

Algunos médicos de atención primaria recetarán medicamentos sin requerir terapia, pero a menudo es importante procesar las causas de sus problemas de salud mental con un experto y encontrar nuevas formas de afrontarlos. La vida se vuelve más complicada a medida que envejecemos porque hay más problemas con los que lidiar.

Si está viendo a un terapeuta no psiquiátrico que no le receta medicamentos, puede dar su consentimiento (firmar un formulario de autorización médica) para que su terapeuta hable con su médico de atención primaria y haga que su médico de atención primaria le recete el medicamento.

Si necesita medicamentos antipsicóticos para su condición, se le derivará a un psiquiatra y lo más probable es que sea él quien le recete estos medicamentos especializados. En una situación de emergencia, es posible que un psiquiatra te vea en la sala de emergencias para que te tome medicamentos.

La terapia es difícil. Si has estado en terapia, sabes a lo que me refiero. Revivir experiencias pasadas y aprender a pensar y sobrellevar la situación de una manera diferente es difícil. Pero si haces el trabajo, te das una mejor oportunidad de mejorar tu salud y bienestar general.

Para obtener más información, se proporcionan recursos de salud mental en la sección de recursos.

Apoyar tu propio bienestar emocional

Sostengo que la vida es más difícil para las mujeres: debemos encontrar muchas más barreras que los hombres (muchas de nuestras barreras son creadas por hombres y vivimos en una sociedad que valora a los hombres por encima de las mujeres). Por no hablar de que la mayoría de las responsabilidades de la crianza de los hijos siguen recayendo en las mujeres. También debemos hacer malabarismos con muchas cosas al mismo tiempo. Incluso las mujeres con los medios más altos suelen ser responsables de las tareas domésticas y la crianza de los hijos.[xxi] ¿Qué sucede a menudo? Tu bienestar emocional se ve afectado. No puedes ser todo para todos a la vez cuando no hay "tiempo para mí" en tu día.

Independientemente de su género, los hombres también tienen su parte de desafíos, la vida puede ser difícil. No nos damos suficiente crédito por lo fuertes que somos. La atención plena y la meditación pueden ser herramientas importantes para hacer frente a nuestros desafíos. Estos métodos nos ayudan a centrarnos en el presente, dejar ir el pasado y no preocuparnos tanto por el futuro.

A muchas personas se les ha atribuido esta cita: "El ayer es historia. El mañana es un misterio. Pero el hoy es un regalo, y por eso se llama presente".

Tomarse un tiempo para meditar, orar o participar en prácticas de espiritualidad es importante para la conexión mente-cuerpo. Esta no es la filosofía de la nueva era. Te he demostrado que todo en tu mundo afecta tu salud emocional y física. Sentarse en silencio a solas con nuestros pensamientos puede ser incómodo, especialmente cuando se comienza una práctica de atención plena. Pero entrenar tu mente para enfocarte en el presente tendrá un impacto positivo en todos los aspectos de tu vida.

Estás donde estás hoy por todo lo que te ha sucedido hasta este momento. No estaría leyendo este libro si no tuviera curiosidad por saber cómo obtener una mejor atención médica de la que ha experimentado para usted o los miembros de su familia en el sistema de atención médica. Me tomo unos 15 minutos cada mañana para meditar. He probado muchas aplicaciones, y después de ver la serie de guías de meditación de Headspace en Netflix, Headspace es mi aplicación de meditación/conciencia plena preferida. Si tienes una cuenta de Netflix, echa un vistazo a la serie de Headspace. También hay una serie para dormir. A veces mi mente está enfocada, otras veces, termino la meditación de la mañana y me digo a mí misma: "Eso fue malo, tal vez lo intente de nuevo". Me gusta empezar el día con un poco de calma. No soy buena usando la aplicación durante el día cuando probablemente más la necesito, pero la uso todas las noches para calmar mi mente acelerada y poder dormir.

Historia de un paciente

A Mary solo la conocí una vez. Vino a verme para un examen anual de bienestar femenino. Estaba atrasada para su prueba de Papanicolaou y debía someterse a múltiples exámenes. Tenía 41 años. Su historial de salud estaba incompleto y, mientras lo revisábamos juntos, compartió conmigo su traumática infancia y adultez. Tenía un trabajo de tiempo completo con beneficios, estaba en recuperación, vivía sola, no estaba en una relación. El hecho de que ella estuviera sentada frente a mí era un milagro. Me gustaría decir que la experiencia de María es única, pero desafortunadamente, he conocido a muchas mujeres que han tenido que superar muchos desafíos en sus vidas desde la infancia. Estas mujeres son guerreras. Le pregunté a Mary cómo había superado esos desafíos y dolores, y ella me miró directamente a los ojos y me dijo: "¡Me sacudí esa mierda!"

Eso se ha convertido en mi mantra cuando me encuentro atrapado en mi pasado. No es tan fácil olvidar el pasado. Pero el pasado ha quedado atrás, no hay nada que podamos hacer al respecto más que procesar lo que sucedió, enfocarnos en el presente y soñar hacia dónde queremos que vayan nuestros caminos futuros.

Capítulo Dieciséis

Comer. Mover. Descansa. Repite.

———

Hemos complicado la idea de llevar un estilo de vida saludable. Los influencers y las empresas están tratando de vendernos una amplia gama de productos para que estemos sanos (si nos fijamos en los datos, las empresas y los influencers se están enriqueciendo mientras que el resto de nosotros nos estamos enfermando). Debemos volver a lo básico y simplificar nuestras vidas.

Cuando hablo con mis pacientes sobre su salud y cómo mejorar su bienestar, la respuesta más común que recibo es "Voy a ir al gimnasio".

El movimiento es esencial, y hablaré de esto en profundidad, pero diría que el movimiento es solo un componente de un estilo de vida saludable. Un buen equilibrio entre alimentación, movimiento y sueño saludables es fundamental para una buena salud física y mental.

Los siguientes tres capítulos profundizan en cómo desarrollar y mantener hábitos saludables de alimentación, ejercicio y sueño. Si no goza de una salud perfecta, es posible que deba desaprender algunos hábitos y reemplazarlos por otros. **Cambiar su comportamiento y actitud hacia la salud y el bienestar puede salvarlo de vivir una vida dependiente de medicamentos y máquinas para enfermedades prevenibles.** También te ayudará a alcanzar tu esperanza de vida.

Se necesitan unos 30 días para crear o romper un hábito. Si bien los resultados pueden no ser inmediatos, comprometerse con una alimentación saludable, ejercicio y rutinas de sueño puede transformar su vida. Piénsalo. ¡Treinta días para reajustar un hábito podrían conducir a una vida de buena salud! Una vida en la que no gasta una gran parte de su sueldo en facturas médicas y servicios de apoyo. Toda una vida trabajando, saliendo con amigos, jugando con tus bebés y nietos, viajando y abrazando lo mejor de lo que la vida puede ofrecer.

No tienes que hacer este trabajo solo. Creo, y las investigaciones me respaldan en esto, que es importante crear tus propias comunidades de apoyo para ayudar con los cambios en el estilo de vida. Tal vez sea su familia, un amigo o un compañero de trabajo, un vecino, alguien en la iglesia o en la escuela de sus hijos. Si no tienes a nadie dispuesto a apoyarte, puedes buscar en Facebook y otros sitios web de apoyo en línea grupos a los que puedas unirte para obtener apoyo virtual. De hecho, algunos de estos grupos de ideas afines son extremadamente efectivos, ya que puedes compartir tus experiencias con otras personas que atraviesan los mismos desafíos que tú.

El primer paso hacia una vida saludable es comprometerse con el cambio.

Capítulo Diecisiete

Comer

––––––––––

Según el diccionario Merriam-Webster, el alimento es "material que consiste esencialmente en proteínas, carbohidratos y grasas que se utilizan en el cuerpo de un organismo para mantener el crecimiento, la reparación y los procesos vitales y para proporcionar energía".

Mi filosofía de salud es bastante simple: si comes basura, te sientes como una mierda, ¡y no puedes cagar!

Cuando comes buena comida en las cantidades adecuadas, ¡te sientes bien! Cuando comes mala comida, te sientes mal. Las personas a menudo encuentran consuelo en la comida, pero a menudo sus elecciones de alimentos (un tazón grande de macarrones con queso, pizza, papas fritas, pan, chocolate, helado, galletas, lo que sea) te hacen sentir aún peor después, sin brindar consuelo a largo plazo. En esta sección, quiero ayudarte a entender cómo los alimentos afectan tu cuerpo y cómo puedes usarlos para mantener una buena salud.

Lo que pones dentro de tu cuerpo es tan importante, si no más, que la forma en que usas tu cuerpo. Siempre estamos buscando soluciones rápidas: dietas de moda, fajas abdominales para reducir la grasa abdominal, medicamentos y cirugías. Estos pueden funcionar a corto plazo, pero para la mayoría, no a largo plazo.

El control de peso juega un papel vital en su salud general. El aumento de peso se produce cuando se consumen más calorías de las que se queman. En promedio, debe consumir alrededor de 2000 calorías por día para mantener su peso actual. La altura, la edad, el sexo y si está tratando de aumentar o perder peso son factores que afectan su consumo óptimo. Pero este es un buen número redondo con el que trabajar. No soy de los que cuentan calorías, creo que lleva mucho tiempo y puede ser frustrante. Pero puede ser útil pensar en el día de ayer, anotar las cosas que comiste y bebiste y buscar el contenido calórico de cada artículo en línea. Suma esas calorías. Luego regresa y mira lo que hiciste ayer. ¿Estabas de pie y activo? ¿Estabas sentado todo el día en tu escritorio, en un coche o en un sofá? ¿Estabas durmiendo? También puedes encontrar calculadoras en línea que te dicen cuántas calorías quemaste en función de tus actividades.

Reste la cantidad de calorías que quemó de la cantidad de calorías que comió y vea qué tan cerca se acerca a 2,000 calorías. Este ejercicio puede ayudarte a ver qué tan rápido se puede acumular el exceso de calorías y qué tan fácil es aumentar de peso (para la mayoría de las personas). Tu peso seguirá subiendo si no haces nada para reducir el exceso de calorías que consumes.

No existe una solución rápida para la pérdida de peso

Si tienes la tentación de ceder a la moda de los medicamentos para bajar de peso, piénsalo dos veces. Los medios de comunicación lo hacen parecer una bala mágica que le quita todo el trabajo a la dieta. Pero ¿sabías que la persona promedio solo pierde el 14.9% de su peso corporal en 68 semanas?[xxii] Para poner esto en contexto, alguien que toma un inyectable para bajar de peso y que pesa 250 libras perdería aproximadamente 37 libras en 1 año y 4 meses. ¡¡¿Qué?!! ¿Pagas alrededor de $1,000 por mes durante más de un año y todavía tienes sobrepeso? Este es solo un estudio, pero otros muestran resultados similares, algunos incluso con menos pérdida de peso.

Por el contrario, al cambiar lo que comes, moverte y dormir más, puedes perder de una a dos libras por semana. ¡Eso es de 52 a 104 libras en un año! Y mientras hace esto, está desarrollando nuevos hábitos de estilo de vida que puede usar durante toda su vida, sin los posibles efectos secundarios y el alto precio de los medicamentos o los riesgos de la cirugía. Eso no quiere decir que algunos de ustedes no necesiten más apoyo para hacer cambios en su estilo de vida. Es posible que sea necesario tomar medicamentos y cirugía, según la cantidad de peso que necesite perder y sus condiciones de salud. Debe saber que, dados los riesgos para la salud de la obesidad, su seguro está obligado a cubrir el asesoramiento nutricional si es obeso.

Los alimentos sólidos, por supuesto, no son lo único que podrías necesitar cambiar. Lo que bebes también afecta tu peso y tu salud. El agua, el té (sin azúcar) y el café negro (sin azúcar ni nata) provienen de la naturaleza y no tienen calorías. El agua es esencial para mantenerte hidratado. Debes beber de ocho a diez vasos de agua al día. El café y el té (especialmente el té verde) disminuyen la inflamación y en cantidades moderadas son buenos para la salud. La mayoría de las otras cosas que puede beber (bebidas azucaradas, refrescos, jugos de frutas (sí, incluso los jugos que están marcados como saludables están cargados de azúcar), bebidas energéticas y leche, tienen calorías debido a su alto contenido de azúcar. Cuantos más de estos consumas, más calorías agregarás a tu dieta diaria. Algunas personas consumen tantas calorías en forma líquida como las que consumen de alimentos sólidos. El agua tiene cero calorías. Si no le gusta el agua, agréguele fruta congelada o rodajas de limón, lima o pepino para darle un sabor natural. E invierta en un filtro de agua para obtener el agua más saludable posible. Evite el agua embotellada siempre que pueda, dados los químicos permanentes en el plástico que también aumentan los riesgos para la salud.

El tipo y la calidad de los alimentos que consume son importantes

Necesitamos comer para vivir. Sin comida morimos. Pero muchos de los alimentos que se nos venden, y que muchos de nosotros preferimos a lo que la Madre Naturaleza nos da en forma pura, también nos están matando. Quiero que consideres qué "comida" estás poniendo en tu cuerpo. Piensa en el ayer. Desde el momento en que te despertaste hasta el momento en que te fuiste a la cama, ¿qué comiste y bebiste exactamente?

La comida es algo gracioso. Nos da energía para vivir y crecer, pero también puede ser perjudicial. Los alimentos que provienen de una granja o campo son buenos para usted. Las verduras, frutas, legumbres, frijoles, nueces e incluso los lácteos frescos y algo de carne son generalmente la mejor opción para usted y su cuerpo.

Pero muchos alimentos que comemos ni siquiera son alimentos reales. No se cultivan en la naturaleza, sino que se fabrican en laboratorios o en sitios de fabricación de alimentos, se empaquetan en plástico y se envían a reposar en los estantes de las tiendas de comestibles durante meses, a veces. Vaya a sus armarios, refrigerador o congelador y mire cualquiera de los alimentos que vienen preenvasados. Pueden ser pasta, sopas enlatadas, galletas, galletas saladas, cereales, comidas preparadas como macarrones con queso, sándwiches de desayuno congelados, waffles, panqueques y pizza congelada. Mire la lista de ingredientes y vea cuánto tiempo es y cuántos ingredientes puede pronunciar. Luego haga una búsqueda en Internet para ver los efectos nocivos de algunos de estos conservantes y saborizantes impronunciables, así como los productos químicos y pesticidas utilizados en la agricultura comercial.

Sé que algunos de ustedes, escépticos, van a decir que hay pesticidas que se usan en la agricultura comercial y aditivos para piensos, pesticidas y herbicidas que se usan para criar ganado, y sí, eso es cierto. También hay preocupaciones de salud sobre los productos genéticamente modificados (OGM). Incluso algunos alimentos orgánicos tienen pesticidas y productos químicos, ya que el viento puede mover estos productos químicos a través de los campos comerciales a las granjas orgánicas. A medida que nos hemos ido alejando de una sociedad agrícola a una fuertemente urbana, hemos tenido que depender de otros para alimentarnos. Incluso si solo compramos en los mercados de agricultores, no tenemos un control total sobre los alimentos frescos que compramos. Pero comprar alimentos frescos de un solo ingrediente sigue siendo más saludable para nosotros que comprar alimentos procesados. Y eso incluye las proteínas de origen vegetal que están hechas para imitar a la carne. Todavía están demasiado procesados y tienen muchos productos químicos que nuestro cuerpo no necesita.

Unas palabras sobre lo orgánico. En los EE. UU., los alimentos que tienen la etiqueta "USDA Orgánico" deben cumplir con los estrictos estándares establecidos por el Departamento de Agricultura de los EE. UU. Los agricultores no pueden cultivar con pesticidas sintéticos, fertilizantes, semillas genéticamente modificadas o lodos de aguas residuales. No pueden administrar antibióticos ni hormonas de crecimiento al ganado. Los fabricantes de alimentos que etiquetan los alimentos procesados como orgánicos no pueden usar saborizantes, colorantes ni conservantes artificiales. Los alimentos orgánicos no pueden usar la radiación para matar gérmenes. Existe un acuerdo general de que los alimentos orgánicos certificados ofrecen un poco más de nutrientes con menos productos químicos artificiales que los alimentos cultivados convencionalmente. Sin embargo, no hay suficientes datos científicos para determinar cuánto mejores son estos alimentos para usted. Debido a que los productos orgánicos suelen ser más caros que los no orgánicos, es posible que no pueda pagarlos de todos modos. Está bien. Todavía puede obtener grandes beneficios al comer alimentos enteros frescos. No compro productos orgánicos etiquetados en el supermercado a menos que tengan el mismo precio o sean más baratos que los no orgánicos.

Lo que comes afecta cómo te sientes

Si no estás convencido de que lo que comes importa, considera la comida desde una perspectiva diferente. Piensa en la última comida que comiste, cómo te sentiste mientras comías la comida y cómo te sentiste después. Apuesto a que si comiste una comida que no contenía muchas verduras o alimentos de origen vegetal, probablemente te sintieras cansado después. Tal vez fue una hora después, tal vez fue varias horas después, pero probablemente sentiste que necesitabas una siesta. ¿Y entonces qué pasó? Debido a que la comida probablemente era tan baja en nutrientes, su cuerpo usó los pocos nutrientes que tenía, almacenó el resto de las calorías como grasa y luego le indicó a su cerebro que tenía hambre nuevamente mientras buscaba suficientes nutrientes.

Sin embargo, si comiste una comida que incluía una porción grande de verduras al vapor, salteadas o crudas, sospecho que te sentiste bastante bien después de esa comida. Y lo que quiero decir con sentirse bien es que sentiste que tenías más energía y no volviste a tener hambre durante varias horas, hasta que llegó la hora de otra comida.

La comida para nuestros cuerpos es como la gasolina que ponemos en nuestros coches. Siempre que necesitemos llenar el tanque de gasolina, nos aseguramos de poner el tipo correcto de gasolina en nuestros automóviles. Si no, arruinaríamos el motor. ¿Por qué no tratamos a nuestros cuerpos de la misma manera? Nuestros cuerpos deberían sobrevivir a nuestros coches.

Deja de pensar en "dieta" como un verbo

Hay una diferencia entre la palabra "dieta" y la acción "hacer dieta". La dieta es la suma total de lo que comemos y bebemos. "Hacer dieta" significa poner restricciones a nuestra alimentación, algo que es difícil de sostener en el tiempo sin desarrollar algún tipo de trastorno alimentario. Hacer dieta tiene que ver con dietas de moda.

Cuando te privas de los alimentos que amas a largo plazo, esa privación puede llevarte a atracones cuando finalmente vuelves a introducir esos alimentos queridos en tu dieta. Si alguna vez hiciste una dieta baja en carbohidratos o cetogénica, sabes a lo que me refiero. Nuestros cuerpos necesitan carbohidratos (carbohidratos), pero carbohidratos que vienen en forma de alimentos integrales como mencioné, no algo cuidadosamente empaquetado con una etiqueta de alimento atractiva que se hizo en una fábrica.

Para simplificar la preparación de comidas y la alimentación, te animo a que utilices el diagrama que aparece al final del último capítulo. **Llene la mitad de su plato con verduras, un cuarto con nueces, semillas, granos integrales, frijoles y frutas, y el último cuarto con una pequeña porción de lo que desee.** Puede ser carne, pescado, queso u otra cosa que te guste y que no sea comida procesada. No tienes que medir las porciones ni las calorías. Simplemente use su plato como guía para la cantidad de cada alimento que debe comer.

¿Por qué usar 1/4 de tu plato para lo que quieras comer? Aprendí esto de la Dra. Daphne Miller, médica de la Universidad de California en San Francisco, que es una defensora de la equidad en la salud y las buenas prácticas agrícolas. Ella recomienda que 1/3 de la comida puede ser lo que sus pacientes quieran. No soy muy bueno en matemáticas y creo que es más fácil dividir el plato en 4 porciones.

Además, para evitar atracones, todo el mundo tiene derecho a un día de trampa, o a disparar, incluso a un fin de semana o unas vacaciones de trampa. Pero si comes alimentos procesados o alimentos ricos en grasas saturadas o azúcar, reajusta y vuelve a tu caballo de alimentación saludable. Cada día es una nueva oportunidad para tener un nuevo comienzo. Notarás que te sientes mejor cuando comes mejor, y esos días o comidas trampa se vuelven menos frecuentes porque no te gusta cómo te sientes después.

13 consejos para una alimentación saludable

Si estás listo para darle a tu cuerpo el combustible que necesitas para vivir tu mejor vida, los siguientes 13 consejos están diseñados para ayudarte a reconsiderar tu relación con la comida y crear hábitos alimenticios más saludables que duren.

1. Descifra el código de las compras de comestibles saludables

Las empresas de alimentos han hecho un trabajo increíblemente maravilloso al convencernos de que debemos comer sus productos, utilizando envases coloridos y descripciones persuasivas. Pero la próxima vez que vaya de compras, dedique un tiempo a considerar lo que realmente está comprando y si es un alimento que le proporciona los nutrientes que necesita para prosperar. Utiliza el diseño de la tienda para ayudarte a comprar de forma inteligente.

En una tienda de comestibles tradicional, los artículos que están en el perímetro (en los pasillos exteriores de la tienda) son los que debe comer más: productos frescos, carne, mariscos y lácteos. Por lo general, la sección de frutas y verduras es lo primero, con sus frutas y verduras frescas. Las verduras pueden ser apio, calabacín, berenjena, tomates, patatas, cebollas, champiñones, lechuga, espinacas, espárragos. **Una palabra para describir cada alimento.** Entiendes mi deriva. Las frutas pueden ser manzanas, naranjas, limones, limas, una variedad de bayas como fresas, arándanos, frambuesas, piña, plátanos y mangos. A veces, al otro lado del pasillo de los contenedores de verduras, también encontrará granos a granel, nueces, harina y frutas secas. También, alimentos de una sola palabra.

Luego tendrá una sección refrigerada con carne, mariscos, lácteos y huevos, que puede estar en la parte trasera de la tienda. En esta sección, encontrará filetes, chuletas de cerdo, lomo de cerdo, chuletas de cordero, pechuga de pollo, muslos de pollo, pechugas de pavo, salmón, bacalao y bagre. Se aplica el mismo patrón: **una, tal vez 2, palabras describen esa comida.** Luego vienen los lácteos y los huevos: queso, yogur, crema agria, leche. En su mayoría, lo que tienen en común todas estas secciones es que son alimentos reales que provienen de la naturaleza. Algunas carnes como las salchichas, los perros calientes, los embutidos y el queso se procesan, pero sus ingredientes principales provienen de animales. La sección de lácteos es un poco más complicada, porque hay muchos otros productos lácteos que están procesados y tienen muchos otros productos químicos que nuestros cuerpos no necesitan (piense en Velveeta).

Un lado de una gran tienda de comestibles con frecuencia cuenta con productos de panadería frescos y un mostrador de delicatessen. Estos alimentos generalmente se preparan frescos todos los días y no tienen una lista de ingredientes. Algunos pueden ser saludables y otros pueden estar llenos de azúcares y grasas, pero sin conservantes dañinos.

Todos los pasillos del medio de la tienda de comestibles contienen todo lo demás, los alimentos preenvasados y congelados que son altamente procesados, creados en grandes fábricas en condiciones estériles, con múltiples ingredientes que probablemente no puedas pronunciar. Si la sección del congelador está en un pasillo central, generalmente coloca las verduras, frutas, carnes y pescados frescos congelados (los alimentos que son mejores para usted) más cerca del pasillo exterior.

¿Y por qué voy a entrar en tantos detalles? Porque los alimentos que nos proporciona la madre naturaleza nos dan todos los nutrientes que nuestro cuerpo necesita para funcionar todos los días. Por lo tanto, si limita sus compras al perímetro exterior de su tienda de comestibles y resiste la tentación de recorrer los pasillos centrales (así como el mostrador de la panadería, que a menudo está en la parte delantera de la tienda para promover la compra impulsiva), tiene la mejor oportunidad de comprar alimentos que sean saludables para usted.

¿Qué pasa con el pasillo de los suplementos? Por lo general, hay uno o dos pasillos desde la sección de productos agrícolas, pero eso cambia de una tienda a otra. Hay médicos que comercializan suplementos bajo su propio nombre, prometiendo que le darán a nuestro cuerpo exactamente lo que necesita. Si los médicos dicen que debemos tomarlo, ¿no deberíamos creerles? El problema es que los suplementos no están regulados. La gente puede pegar una etiqueta en un paquete y decirle que es bueno para usted, incluso si no se ha demostrado científicamente que tenga un beneficio. Por lo tanto, a menos que su proveedor de atención médica le haya recetado específicamente un suplemento porque las pruebas han determinado que tiene una deficiencia (como hierro) o es vegetariano y necesita vitamina B12, gaste su dinero en alimentos nutritivos. Aquí está la cosa. La madre naturaleza nos ha dado muchas opciones que están repletas de nutrientes, cuidadosamente empaquetadas y listas para comer sobre la marcha. Puedes llevar verduras, frutas, semillas y frutos secos para obtener un apoyo nutricional con la misma facilidad que cualquier suplemento o barrita energética.

2. Simplifica tus comidas

Cuando hablo con los pacientes sobre sus riesgos para la salud, a menudo les pido que me guíen a través de un día típico de comidas y refrigerios. A menudo, me dicen que es demasiado caro, que requiere mucho tiempo o que es difícil comer de forma saludable. Pueden decir que no saben cocinar. Pero estoy aquí para mostrarte que comer sano puede ser asequible, rápido y fácil, incluso si no eres chef. Una comida sencilla puede tardar unos minutos en prepararse, como muestra la comparación a continuación.

Una comparación de dos comidas

Macarrones con queso menos saludables

Hervir el agua: 10 minutos

Cocinar pasta empaquetada: 8 minutos

Mezclar con mantequilla y queso: 1 minuto

Tiempo total de preparación: 19 minutos

Comida saludable de verduras y proteínas

Pechuga de pollo frita en sartén o al aire: 10 minutos

Judías verdes para microondas: 5 minutos*

Tiempo total de preparación: 10 minutos

* Puede cocinar verduras mientras cocina su carne o pescado.

Poco después de comer su gran tazón de queso y pasta, estará listo para una siesta. Después del pollo y las judías verdes, es posible que tenga energía para dar un paseo.

3. Prioriza las verduras

La madre naturaleza no nos lo puede poner fácil. Cuando llenas la mitad de tu plato con verduras, obtienes una comida repleta de vitaminas, minerales y antioxidantes esenciales, compuestos poderosos que protegen tus células del daño. Dado que las verduras son bajas en calorías, puede comer el valor de un plato entero y consumir menos calorías de las que consumiría con una pequeña porción de pasta. Las verduras son ricas en fibra, lo que aumenta el colesterol bueno y disminuye el colesterol malo. Son bajos en hidratos de carbono (hay hidratos de carbono en las verduras, pero son ricos en los nutrientes que nuestro cuerpo necesita, más fáciles de digerir y mejores para nosotros que los hidratos de carbono de los alimentos procesados o con azúcares añadidos). Las porciones grandes de verduras te hacen sentir lleno antes y te mantienen satisfecho durante más tiempo. Además, las verduras son más asequibles que muchos alimentos procesados.

No importa cómo compre sus verduras, frescas, congeladas o enlatadas, son igualmente nutritivas, a pesar de lo que pueda ver en los medios de comunicación. (Si están enlatados, compre la opción baja en sodio o enjuáguelos para eliminar el alto contenido de sal. Nuestros cuerpos necesitan sal, pero no mucha). Las verduras se cocinan rápidamente y la mayoría se pueden comer crudas. Algunas verduras, como las papas y el maíz, tienen una mala reputación por ser altas en carbohidratos, pero son buenas para usted, especialmente si se comen enteras (mantenga la piel de las papas porque la piel está cargada de fibra, además de pelar la piel lleva tiempo).

Los pacientes a menudo me dicen que no les gustan las verduras y, después de una discusión más detallada, es porque nunca han probado tantas variedades o les dieron verduras demasiado cocidas cuando eran niños.

Puedes picar verduras crudas o al vapor y mezclarlas con lechuga y frijoles o carne para hacer una ensalada, todo en cuestión de minutos. Para una guarnición fácil, pica los pepinos y la cebolla morada, mézclalos y espolvoréalos con un poco de vinagre y aceite de oliva. También puedes agarrar una bolsa de verduras salteadas congeladas y saltearlas con tiras de pechuga de pollo. Y de nuevo, ¡la cena en minutos! Si deseas un refrigerio rápido, corta zanahorias, apio, rábanos o pepinos y sumérjalos en aderezo ranchero o hummus (una especie de puré de garbanzos). Aunque una gran cantidad de aderezo ranchero no es bueno para ti, si sumergir sus verduras en él hace que las verduras te sepan mejor, adelante. Tu cuerpo te lo agradecerá. La preparación de comidas puede ser realmente así de simple.

Al comprar verduras frescas, siempre es menos costoso comprar lo que esté en temporada. Por ejemplo, calabacín y calabaza amarilla en verano, calabaza moscada y bellota, en otoño. Si puedes, compra en el mercado de agricultores de tu localidad. Las verduras sabrán mejor y apoyarán a las granjas locales en lugar de a las grandes corporaciones. Muchos mercados de agricultores aceptan los beneficios de SNAP. Otra opción es suscribirse a un servicio de caja de granja que entrega una caja de verduras frescas en su puerta semanalmente, o con la frecuencia que desee. Los servicios de suscripción más asequibles ofrecen productos "imperfectos" que las tiendas de comestibles no venderán porque no se ven hermosos. Pero todo en la caja es igual de nutritivo y delicioso una vez pelado, cortado y/o cocido. Consulte en línea los servicios de entrega de cajas de granja.

Si el acceso a los productos agrícolas es un problema para ti y te preocupa que las verduras frescas se echen a perder antes de que puedas comértelas todas, abastézcale de verduras congeladas y enlatadas cuando vaya a la tienda de comestibles, especialmente cuando estén en oferta. Si quieres probar nuevas verduras, pero no quieres gastar dinero en las que no estás seguro de que te gustarán, reúnete con familiares o amigos, haz que cada uno compre una verdura diferente, prepárala y compártela en una comida. Esta es una forma muy económica de probar cosas nuevas. Otra forma barata de probar diferentes verduras es encontrar una tienda de comestibles con una barra de ensaladas, poner algunas verduras diferentes en su caja, llevárselas a casa y probarlas crudas o cocidas.

Los alimentos básicos que siempre tengo en casa son papas doradas, zanahorias (no del tipo bebé, enteras), espinacas tiernas, cebollas, verduras mixtas congeladas, guisantes, brócoli, maíz, bayas mixtas, tomates enlatados, frijoles negros y rojos, atún y salmón (para mi esposo, no para mí, porque soy vegetariana), aceite de oliva, nueces y café molido.

4. Come fruta sabiamente

¿Te has dado cuenta de que todavía no he mencionado la fruta? Estamos programados desde temprana edad para preferir los sabores dulces. Pero la fruta es cara y si la fruta es tu versión de comida saludable, entendería que me dijeras que no puedes permitirte comer sano. Pero ese no es mi consejo. Tu porción de fruta debe ser pequeña, menos de 1/4 de su plato cuando divides tu plato en cuatro secciones. Cuando era niña, la fruta era un placer, se comía como postre y solo se comía cuando estaba en temporada. Te recomiendo que lo pongas en esa misma categoría de golosina especial.

La fruta congelada es una opción menos costosa y una buena opción para agregar fruta a tu dieta. Asegúrate de comprar fruta fresca congelada sin azúcares añadidos. Si no tienes tiempo para preparar una comida y tienes una licuadora (me sorprende la cantidad de mis pacientes que tienen licuadoras, pero no las usan), puedes combinar una pequeña cantidad de fruta congelada junto con verduras (piensa en espinacas, col rizada, pepinos, apio) y agua para crear un batido verde con algo de dulzura. Esto te dará múltiples porciones de verduras que puedes preparar y beber rápidamente. Si quieres más nutrientes, añade semillas de lino o chía. Es mejor beber el batido de inmediato en lugar de llevarlo contigo, porque los nutrientes se descomponen con el tiempo.

Los exprimidores que extraen toda la fibra y producen un líquido de color claro son un desperdicio de dinero y contribuyen al desperdicio de alimentos. Tú y tu cuerpo necesitan esa fibra extraída. Los jugos regulares son en realidad muy caros porque se necesitan grandes cantidades de verduras y frutas para hacer un pequeño vaso de jugo.

(Además, esas máquinas son enormes y ocupan mucho espacio en el mostrador). Mantén las cosas simples. Eche todo en una licuadora, agrega agua, mezcle y beba.

5. Obtenga fibra y proteínas de granos integrales, frijoles, nueces y semillas

Los frijoles, los guisantes, las lentejas, la soja (tofu), los frutos secos, las semillas y los cereales integrales (quinua, trigo sarraceno, farro, bayas de trigo, avena, arroz) son ricos en fibra y nutrientes, muchos son ricos en proteínas y la mayoría son baratos.

La proteína es un nutriente esencial vital para todas las partes de tu cuerpo. A menudo llamadas los "componentes básicos" de la vida, las proteínas están involucradas en la estructura, función y regulación de tejidos y células. Hay miles de proteínas diferentes, cada una con una función específica.

Las proteínas están formadas por cadenas de aminoácidos. Si bien hay 20 aminoácidos, nueve son esenciales, lo que significa que su cuerpo no puede producirlos. **Debes obtener estos aminoácidos esenciales de los alimentos que consumes.** La combinación de cereales como el arroz con legumbres como los frijoles o las lentejas crea una proteína completa. Este maridaje proporciona todos los aminoácidos esenciales que tu cuerpo necesita

La fibra es una fuente inagotable de nutrientes. Ayuda a regular la digestión, mantiene la sensación de saciedad y puede reducir el riesgo de enfermedades cardíacas, diabetes y ciertos tipos de cáncer. La fibra, que se encuentra exclusivamente en las plantas, es abundante en los cereales integrales, los frijoles, las nueces y las semillas.

Existe un debate sobre el arroz integral frente al arroz blanco. Ambos se cultivan de forma natural, aunque el arroz blanco, que se refina, ofrece menos nutrientes porque se han eliminado el salvado y el germen del grano. En muchas partes del mundo donde la gente vive más allá de la esperanza de vida, como Okinawa, Japón y Costa Rica, el arroz blanco se come en pequeñas cantidades. Al considerar el arroz en lugar de la pasta para una comida, el arroz es la mejor opción. Si desea agregar frijoles a una comida, pero no tiene tiempo para remojar y cocinar frijoles secos, los frijoles enlatados son una buena opción. Pero si tiene presión arterial alta y la sal es un problema, compre frijoles bajos en sodio y enjuáguelos antes de calentarlos o agregarlos a una ensalada.

6. Adopta las grasas saludables

Unas palabras sobre las grasas. Al igual que los carbohidratos y las proteínas, nuestro cuerpo necesita grasas saludables para funcionar correctamente. La clave es entender la diferencia entre las grasas buenas y las grasas malas.

La dieta mediterránea, conocida por sus beneficios para la salud, es un gran ejemplo. Enfatiza las grasas buenas como el aceite de oliva, las aceitunas, el pescado, los frutos secos e incluso los aguacates (buenos para la salud del cerebro). Puede agregar estas grasas a sus comidas usando pequeñas cantidades de aceite de oliva para freír carne o pescado, o rociándolo sobre verduras y ensaladas.

Si bien el debate sobre qué aceites son los mejores para usted, las investigaciones sugieren que los aceites de origen vegetal son generalmente una mejor opción. Al agregar aceite a cualquier comida, la moderación es clave: cuanto menos aceite use, mejor.

Además, tenga cuidado con ciertas dietas, como la cetogénica, que promueven la ingesta de grasas sin restricciones. Algunas grasas, particularmente las grasas insaturadas de origen animal (excluyendo el pescado), no son buenas para usted en grandes cantidades.

7. Modera tu ingesta de carne

La gente ha estado comiendo carne desde que aprendieron a matar animales. Si eres vegetariano, lo entiendo, yo también. Pero la mayoría de la gente come carne. Demasiado. Reducir el tamaño de las porciones de carne puede ayudar a reducir la ingesta de grasas saturadas y colesterol, los cuales pueden contribuir a las enfermedades cardíacas. La carne proporciona proteínas, que necesitas para estar sano. En promedio, las mujeres necesitan alrededor de 46 gramos de proteína al día y los hombres necesitan alrededor de 56 gramos. Si no sigues una dieta estrictamente basada en plantas, pero sigues las pautas para verduras, frijoles, granos y semillas, necesitas menos de una porción de 5 a 8 onzas de carne de res, pollo o cerdo al día para satisfacer tu ingesta de proteínas.

La carne roja (carne de res) no es esencial para una dieta saludable. De hecho, datos recientes sugieren que el residente promedio de los EE. UU. come más de 83 libras de carne de res al año, muy por encima del promedio mundial de 20 libras[xxiii] y por encima de las pautas dietéticas. Se ha demostrado que comer cantidades excesivas de carne de res contribuye al triste hecho de que alguien en los EE. UU. muere cada 33 segundos de enfermedad cardiovascular.[xxiv] Si bien la carne roja proporciona proteínas, hierro y zinc, estos nutrientes se pueden obtener de otras fuentes como frijoles, lentejas y tofu.

Las opciones de carne más magra como el pollo y el pavo sin piel son buenas fuentes de proteínas con menor contenido de grasa.

Más allá de su contribución a las enfermedades cardíacas, **hablemos del verdadero problema de la carne.** El verdadero problema es lo mal que se crían los animales (no como la naturaleza pretendía), cómo se matan y cómo se trata a las personas que procesan a los animales. La cría de carne es una ganadería industrial, un gran negocio subsidiado por el gobierno federal. Cada vez que hay un huracán o un incendio, se lee cómo murieron miles, incluso millones de animales. Esto se debe a que estaban confinados en espacios pequeños y quedaron atrapados en el interior. A menudo no nos importa de dónde viene la carne, siempre y cuando podamos conseguirla y barata. Pero, si usted es un consumidor de carne, la forma en que se crían y matan los animales (estresados desde el nacimiento hasta la muerte, a menudo inflados con hormonas) tiene un gran impacto en su salud porque está comiendo el estrés y las hormonas del animal.

Lo mismo ocurre con el debate sobre los huevos. Los huevos son increíblemente nutritivos y asequibles. Algunos incluso pueden argumentar que un huevo es el alimento perfecto. Pero la gente se asusta cuando los precios de los huevos suben. Quiero que lo vean desde una perspectiva diferente. Cuando compra a un proveedor que crías gallinas de corral saludables que ponen huevos saludables, como Vital Farms, el precio de una docena de huevos puede ser tan alto como $ 9.00. Pero si los huevos son la proteína de su comida principal y come 2 por día, está gastando solo $ 1.50 por esa porción de esa comida. Significativamente menos que un Big Mac.

Hay formas de criar animales que son saludables para el consumo humano. Los animales criados humanamente están menos estresados, son más delgados y mejores para nosotros. Si vas a comer carne, conviértelo en una ocasión especial y gasta un poco más por tu salud y la del animal. Si tiene el lujo, compre carne en una carnicería que sepa que obtiene carne de pastoreo. Decir que soy un gran fan de Costco es quedarse corto. Son una empresa que se preocupa por el origen de sus productos y han avanzado en los estándares de bienestar animal, por lo que la calidad de su carne es superior a la de muchas otras tiendas.

Para obtener más información sobre la cría y producción de carne, consulte la sección de Recursos al final del libro.

8. Añade pescado graso a tu dieta.

El pescado es una fuente fantástica de proteínas magras, ácidos grasos esenciales y varias vitaminas y minerales. Los ácidos grasos omega-3, que se encuentran en abundancia en pescados grasos como el salmón, la caballa y las sardinas, son particularmente buenos para la salud del corazón. Estos nutrientes ayudan a reducir la presión arterial, reducir la inflamación y disminuir el riesgo de enfermedades cardíacas.

Para obtener estas recompensas, trate de comer al menos dos porciones de pescado por semana.

9. Quédate con la comida real

Muchas empresas están tratando de venderle alternativas a la carne, pero estos artículos también están altamente procesados y, a menudo, cuestan más que los reales. ¡Qué! ¿Las alternativas a la carne de origen vegetal cuestan más que la carne?

No hay sustituto para los alimentos integrales reales. Quieres una hamburguesa y luego comes una hamburguesa de carne de res, pollo o pavo. Quieres algo a base de plantas, luego come plantas. Si te encantan las hamburguesas vegetarianas, hay muchas recetas que usan una variedad de diferentes verduras, frijoles y granos que son fáciles y rápidos de hacer.

Al comer alimentos integrales, puede hacer pequeños cambios en el sistema de atención médica y en el sistema alimentario.

10. Realza el sabor de los alimentos con hierbas y especias

Las hierbas y las especias son el secreto para que la comida tenga mejor sabor. Estas sabrosas adiciones no solo mejoran el sabor, sino que también agregan profundidad y complejidad a sus comidas, transformando ingredientes simples en sabores extraordinarios.

Agregue hierbas como orégano, albahaca, perejil, cilantro, tomillo y romero a verduras, carnes y ensaladas. Las especias como la pimienta, el pimentón, el comino, el chile en polvo, la pimienta de cayena y la cúrcuma son excelentes alimentos básicos para tener en su cajón de especias para elevar un plato de salsa, sopa o huevo.

11. Haz versiones más saludables de tus comidas favoritas

Piensa en tus comidas favoritas. Casi todos ellos se pueden hacer más saludables. Tengo una gran población latina y las tortillas de maíz y las arepas son alimentos básicos. Tradicionalmente, las tortillas se hacían remojando el maíz en jugo de limón y agua, luego machacando esta mezcla para hacer una masa, formando bolas con la masa, aplanándolas a mano, cocinándolas en un comal y comiéndolas de inmediato. No hay vida útil para hacer tortillas de esta manera. Se endurecen si no se comen de inmediato. Es por eso por lo que las tortillas compradas en la tienda tienen conservantes.

Las tortillas fueron diseñadas para contener alimentos. Pero el queso, la carne o las verduras que coloque dentro de una tortilla se pueden comer solos o colocados dentro de una hoja de repollo o lechuga para una opción más saludable. Si extrañas el sabor del maíz, guarda una bolsa de maíz en tu congelador, desglala y tírala en el comal o sartén de hierro fundido a fuego seco. Luego agréguelo al relleno que de otro modo pondría en una tortilla. Obtienes un sabor carbonizado y estás comiendo un alimento integral: vegetal en lugar de las tortillas compradas en la tienda que duran para siempre. El maíz puede ser un sustituto del pan de maíz. Y encontrarás algo de maíz en el inodoro al día siguiente y sabrás que la fibra del maíz hizo su trabajo limpiando tu colon.

¿Te encanta la pizza? Tome salsa para pizza, queso mozzarella, pepperoni o cualquier aderezo de su elección, colóquelos encima de rodajas grandes de tomate y hornee o ase. O use la salsa, el queso y otras golosinas como aderezo de una papa horneada. Todavía obtienes el sabor de la pizza sin los carbohidratos de la corteza. Me encantan los macarrones con queso. Haz tu salsa de queso (no es la opción más saludable) para que no te prives de tu comida favorita, y mézclala con coliflor y/o papas picadas con piel. Todavía obtienes el sabor de los macarrones con queso, pero sin todos los carbohidratos e ingredientes procesados de los macarrones.

Hay tantos lugares en línea donde puedes encontrar recetas saludables basadas en cualquier dieta, tradiciones culturales y étnicas. Mi filosofía es comenzar de manera simple: crear comidas fáciles con unos pocos ingredientes. Desea disfrutar cocinando comidas en casa en lugar de depender de otros para cocinar sus comidas. A menos que te guste cocinar, lo mejor es olvidarte de las comidas complicadas con muchos ingredientes desconocidos que te dejan frustrado y te dan ganas de tirar la toalla.

12. Invierte en los electrodomésticos adecuados

Si puedes, invierte en algunos electrodomésticos que faciliten la cocción. Mi mejor amigo es el Instant Pot. No sé dónde estaría en mi vida si no lo tuviera. Cocino huevos duros, arroz, frijoles, lentejas, verduras al vapor, papas para ensalada de papas o puré de papas, sopas, chiles, salsas en mi Instant Pot. Ni siquiera lo estoy usando al máximo. Las ollas de cocción lenta (también conocidas como ollas de cocción lenta) también son una buena inversión, especialmente si desea cocinar un asado o una comida de un plato que prepara por la mañana y tiene lista 8 horas después. Las freidoras de aire cocinan la carne y las verduras sin usar aceite (es posible que necesite un poco, pero no tanto como lo haría si friera algo en la estufa). Las freidoras de aire cocinan más rápido que hornear algo en el horno. Los microondas son excelentes para cocinar verduras al vapor, recalentar las sobras e incluso cocinar huevos revueltos. Hay tantos recursos en línea para recetas con electrodomésticos específicos y estoy asombrado y agradecido por las personas que publican recetas específicamente para estos electrodomésticos, ¡porque me han hecho la vida más fácil!

13. Crea un plan de comidas

LAS INSTRUCCIONES DIARIAS DE
BARBARA PARA UNA VIDA
SALUDABLE

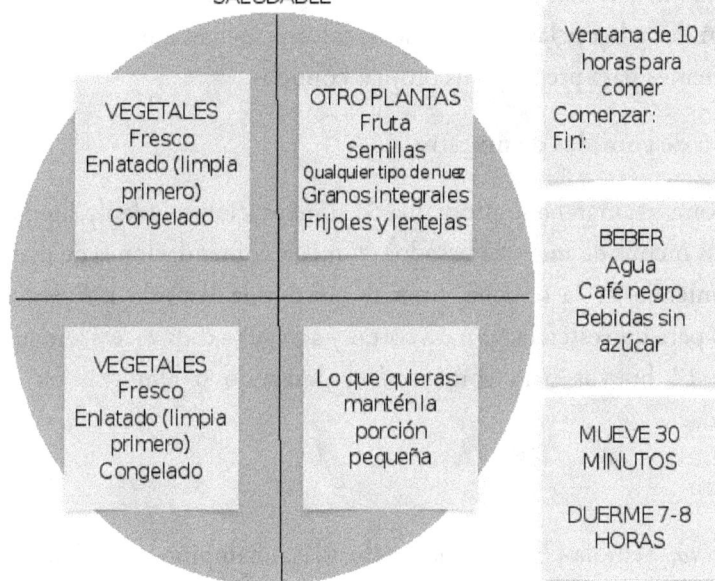

VEGETALES
Fresco
Enlatado (limpia
primero)
Congelado

OTRO PLANTAS
Fruta
Semillas
Qualquier tipo de nuez
Granos integrales
Frijoles y lentejas

Ventana de 10
horas para
comer
Comenzar:
Fin:

BEBER
Agua
Café negro
Bebidas sin
azúcar

VEGETALES
Fresco
Enlatado (limpia
primero)
Congelado

Lo que quieras-
mantén la
porción
pequeña

MUEVE 30
MINUTOS

DUERME 7-8
HORAS

Cree un plan de comidas semanal basado en sus comidas favoritas, búsquedas de recetas en línea o un simple libro de cocina. Crea una lista de compras a partir del menú. Asegúrese de hacer las compras con el estómago lleno para que no tenga la tentación de comprar artículos que no están en su lista (y que no son buenos para usted). Crea una despensa de alimentos básicos. La mayoría de las verduras y cereales integrales, los frijoles, las nueces y las semillas son estables, lo que significa que durarán más si se almacenan adecuadamente. Al planificar las comidas y hacer las compras semanales, se tienen a mano todos los ingredientes para preparar sus propias comidas.

Su plan de comidas de muestra

Para poner en marcha su programa de alimentación saludable, aquí hay algunos menús de muestra basados en mis recomendaciones de platos. Al comienzo de la semana, prepare la comida lavando las verduras frescas para que estén listas para cortar y agregar a cada receta. Además, hierva 12 huevos para comer en el desayuno o almorzar en una ensalada.

Día uno

Desayuno: Sémola con espinacas salteadas, champiñones, calabacín y cebolla; Tostada: tú eliges qué tipo de pan; Café negro, té o agua con limón

Almuerzo: Envolturas de hojas de repollo con pavo molido, tomate, cebolla, cubiertas con salsa picante un poco de mayonesa; Manzana con mantequilla de cacahuete; Agua, té de hierbas helado

Cena: Asado con patatas, zanahorias y cebollas; Agua con una rodaja de pepino

Día dos

Desayuno: Dos huevos duros; Rodajas de tomate sazonadas con sal; Fruta picada; Café negro, té o agua con limón

Almuerzo: Ensalada con pepinos picados, tomates, cebolla roja o blanca, lata de garbanzos escurridos y enjuagados, aceitunas negras; Haga un aderezo para ensaladas de vinagreta simple desde cero (básicamente vinagre, mostaza de Dijon, aceite de oliva, sal y pimienta) que se puede usar en múltiples ensaladas; Agua, té de hierbas helado

Cena: Pechuga de pollo sazonada (frita, frita al aire o al horno), haga extra para el almuerzo del día siguiente; Guisantes congelados sazonados con sal, pimienta, cocidos al vapor en el microondas y servidos con un poco de mantequilla; Lata de frijoles blancos enjuagados y calentados; Agua con una rodaja de pepino

Día tres

Desayuno: Huevos revueltos con verduras (cebolla, calabacín y/o champiñones); Taza pequeña de fruta; Café negro, té o agua con limón

Almuerzo: Ensalada de espinacas con pechuga de pollo fría en rodajas, cebolla morada, rodajas de manzana y nueces; Use el aderezo para ensaladas que preparó el día anterior, mezcle todo junto; Agua, té de hierbas helado

Cena: Chuleta de cerdo: frita en sartén o al aire, sazonada con sal y pimienta; Puré de patatas con piel; Judías verdes (frescas o enlatadas, cocidas, sazonadas con sal y pimienta); Agua

Día cuatro

Desayuno: Batido de espinacas, pepino, apio con fruta congelada, semillas de chía o lino. Agrega agua para que no quede demasiado espesa; Café negro, té o agua con limón

Almuerzo: Ensalada de atún enlatada wraps de lechuga (haga ensalada de atún con apio y cebolla, mayonesa, sal y pimienta); Frutos secos mixtos; Agua, té de hierbas helado

Cena: Pescado blanco sazonado con condimento de Old Bay; Arroz (haga extra para cenar la noche siguiente); Brócoli fresco o congelado; Agua con una rodaja de pepino

Día cinco

Desayuno: Batido de espinacas, pepino, apio con fruta congelada, semillas de chía o lino. Agrega agua para que no quede demasiado espesa; Café negro, té o agua con limón

Almuerzo: Ensalada de huevo tazas de lechuga (haga una ensalada de huevo con huevos duros, colóquela dentro de las hojas de lechuga; Frutos secos mixtos; Agua, té de hierbas helado

Cena: Pechuga de pollo en rodajas finas; arroz; Verduras salteadas congeladas cocidas en aceite de maní o aceite de canola, salpicaduras de salsa de soja baja en sodio; Agua

Capítulo Dieciocho

Mover

El movimiento ayuda a reducir los niveles de estrés y a romper la monotonía de nuestros días. El movimiento también te ayuda a dormir mejor. Y cuanto más te mueves, más energía tienes y mejor te sientes.

Sentarse se ha convertido en el nuevo hábito de fumar. Hace años, el tabaquismo era una de las principales causas de muerte. Si bien el consumo de cigarrillos ha disminuido, el estar sentado durante períodos prolongados de tiempo (especialmente frente a una computadora o frente a una pantalla) ha aumentado. Siempre les pregunto a mis pacientes qué tipo de actividad realizan a diario. La respuesta más común es "no mucho".

La buena noticia es que aumentar tu actividad no tiene por qué implicar ir a un gimnasio. Cualquier tipo de movimiento diario va a tener beneficios positivos para la salud.

Los niños solían jugar en las calles y ocupaban su tiempo con diferentes formas de juego, siempre en movimiento. Ahora el tiempo de juego ha sido reemplazado por sentarse a mirar una pantalla de televisión o tableta, jugar videojuegos o enviar mensajes de texto o hablar por teléfono. A medida que los niños crecen hoy en día, no extrañan el movimiento porque nunca fue una gran parte de sus vidas.

Reconozco que muchas personas no tienen acceso a lugares seguros para jugar o salir al aire libre. Nuestras comunidades no han hecho un buen trabajo invirtiendo en áreas recreativas, particularmente en áreas urbanas. Por supuesto, la contaminación ambiental ha creado otros desafíos, ya que, en muchos lugares, estar al aire libre durante períodos prolongados de tiempo no es saludable. Este es particularmente un problema para las personas que tienen asma, una afección concentrada en áreas urbanas desatendidas.

Como adultos, nos hemos vuelto más dependientes de los automóviles o del transporte público para ir de un lugar a otro. Para muchos, la mayor parte del tiempo en el trabajo se pasa sentado. Como adultos, también pasamos tiempo en nuestros teléfonos, transmitiendo programas de televisión o películas, y sentados en lugar de movernos. En lugar de salir de compras, lo que implica caminar un poco, es posible que le entreguen todo lo que compra en su hogar. Esta falta de actividad está afectando negativamente a nuestra salud y causando daño. ¡Tenemos que movernos más! (Es posible que algunos de ustedes solo necesiten comenzar a moverse).

Para muchas personas ir al gimnasio es caro. Para otros que están demasiado ocupados para programar una hora para ir al gimnasio, la idea probablemente sea estresante. Pero encontrar formas en tu día en las que puedas incorporar más movimiento te hará sentir mejor. El movimiento aumenta las hormonas de la felicidad en nuestro cerebro. El movimiento nos da más flexibilidad, nos ayuda a quemar calorías y es bueno para nuestro cuerpo y nuestra salud en general. Para las personas diabéticas o con presión arterial alta, un aumento en la actividad física puede mejorar los resultados de salud. De hecho, los estudios demuestran que las personas que son diabéticas y son más activas tienen un mejor control del azúcar. También muestran que las personas con artritis tienen menos dolor cuando son más activas.

Ejercicio en casa

Hay muchas maneras en las que puedes incorporar el movimiento a tu vida. En casa, independientemente de tu edad, hay videos de YouTube con rutinas de ejercicios. Puede suscribirse a programas de entrenamiento de Zoom con entrenadores en vivo o bailar videos musicales. Bailar es un ejercicio fabuloso que mueve muchas partes del cuerpo al mismo tiempo. Hay muchas aplicaciones gratuitas en línea que hacen que el movimiento sea asequible.

El entrenamiento de resistencia, especialmente después de la menopausia y a medida que envejece, desarrolla músculo, ayuda a proteger los huesos y reduce el riesgo de caídas y lesiones debido a una caída. El entrenamiento de resistencia es fácil y gratuito cuando usas tu propio cuerpo. Los saltos de tijera, las sentadillas en la pared, las planchas, las rodillas altas, correr en el lugar, las sentadillas, las estocadas, los abdominales y las flexiones son todas formas de entrenamiento de resistencia. También puede usar pesas en los tobillos o en las manos mientras camina para aumentar la resistencia y desarrollar los músculos. Las sentadillas son un gran ejercicio para apoyar los músculos alrededor de las caderas. Si no puedes hacer una sentadilla completa, apóyate sosteniéndote de algo o simplemente siéntate, levántate, siéntate durante 10 o más repeticiones. Intenta hacer entrenamiento de resistencia de 2 a 3 veces por semana, aumentando el número de ciclos que haces en cada ejercicio.

Me encanta el entrenamiento de 7 minutos. Johnson & Johnson fue pionera en un estudio sobre cómo trabajar cada músculo de su cuerpo en 7 minutos. Desde entonces ha sido estudiado y está bien validado. [xxv] Aunque su aplicación ya no está disponible, hay otros programas gratuitos de 7 minutos en línea que utilizan la misma forma de entrenamiento en intervalos de alta intensidad (HIIT). Básicamente, haces un ejercicio durante 30 segundos, descansas 10 segundos y luego haces otro ejercicio hasta que hayas cubierto 12 ejercicios o más. Si tienes más de 7 minutos, puedes repetir la secuencia. Puede usar los ejercicios de entrenamiento de resistencia mencionados anteriormente, levantar pesas, saltar la cuerda o saltar en un trampolín. Obtienes un gran entrenamiento en un corto período de tiempo. Cuantos más intervalos puedas hacer, mejor, pero una buena sesión de 7 minutos es un gran comienzo, especialmente si crees que no tienes tiempo para hacer ejercicio.

Otra opción, si está transmitiendo programas de televisión o películas, es ponerse de pie, marchar en su lugar, caminar de lado a lado, trotar hacia arriba y hacia abajo, o hacer saltos de tijera, sentadillas o estocadas mientras mira sus programas. Puedes hacer mucho ejercicio durante un episodio de 30 minutos y no perderte lo que sucede en la pantalla. O, si te sientas a ver el programa, durante la pausa comercial, levántate y camina por la habitación o por toda tu casa. ¿No hay comerciales? Presione pausa cada 20 minutos durante 3 minutos y camine. Eso es movimiento.

Otra forma de incorporar el movimiento a tu día es la limpieza de la casa. Cuando limpias tu casa, estás usando todos los diferentes grupos musculares: ponerte en cuclillas, agacharte, estirarte, levantar peso, torcer. Si tu casa ya está limpia, baila.

Ejercicio en el trabajo

Si conduce al trabajo, estacione más lejos, camine alrededor del estacionamiento o camine alrededor de su edificio antes de comenzar a trabajar. Haz lo mismo en tus pausas para almorzar. Almuerce y luego camine durante el resto de su descanso. Haz lo mismo antes de subirte a tu coche para volver a casa.

Durante su jornada laboral, puede configurar una alarma en un reloj inteligente, su teléfono o computadora para recordarle cada hora que debe levantarse y moverse. La recomendación estándar es levantarse y moverse durante dos a cinco minutos cada hora.

Si dependes del transporte público, piensa en ir en bicicleta al trabajo, si puedes, o bájate dos paradas antes y camina el resto del camino. Haz lo mismo de camino a casa. Bájese unas paradas más adelante y dé un paseo antes de dar por terminado el día. Si trabajas desde casa y tu vecindario lo permite, sal a caminar de 20 a 30 minutos antes de comenzar el día. Piensa en ello como tu tiempo de viaje. Y haz lo mismo al final del día. Estás incorporando más actividad física a tu rutina diaria sin tener que hacer nada dramáticamente diferente, además de que te sentirás más tranquilo comenzando y terminando tu día con esa caminata.

Encuentra tu tribu fitness

A principios de 2024, me tomé una excedencia laboral por salud mental debido al agotamiento. Durante este tiempo, me inscribí en clases de defensa personal. Pensé que, si podía defenderme físicamente, sería mejor defendiéndome mentalmente. Después de que regresé al trabajo, me di cuenta de cuánto más fuerte y segura estaba después de tomar estas clases. Pero también me di cuenta de lo rápido que me convertí en parte de una comunidad, viendo a las mismas personas en clase. Tenía una rutina de ejercicios, pero hasta que no empecé a participar, no me di cuenta de todos los beneficios de las clases grupales. El ejercicio en grupo es una excelente manera de construir una comunidad de apoyo y reducir la soledad, al mismo tiempo que mejora la salud física y mental.

Si tienes familiares y amigos que también quieren llevar una vida más saludable, organiza un grupo de caminatas. Puede caminar en su vecindario, en una pista escolar, en un centro comercial local, en un parque público o en bicicleta o senderos para caminatas. Si te gusta andar en bicicleta, únete a un grupo de ciclistas que lo haga regularmente.

Si tienes un centro comunitario, averigua si hay clases grupales baratas que puedas tomar o equipo de gimnasia que puedas usar de forma gratuita. Si puedes unirte a un gimnasio privado o asistir a una escuela donde hay clases grupales, aprovéchalo.

Lo cierto es que siempre hay tiempo para el movimiento. Pero se necesita disciplina para levantarse y moverse cuando te has acostumbrado a estar sentado todo el día. En lugar de concentrarse en los 7 minutos a una hora que podría dedicar al movimiento, concéntrese en la forma en que se sentirá cuando envejezca y no tenga ninguna condición de salud que limite lo que puede hacer con su vida.

Capítulo Diecinueve

Reposo

———————

Mucha gente piensa que el descanso está sobrevalorado. Te voy a mostrar lo equivocada que es esa actitud.

El descanso puede ser muchas cosas, pero primero hablemos del sueño. El sueño es importante para nuestra salud física y mental. Es fácil caer en la trampa de pensar que tienes demasiadas cosas que lograr cada día y que no puedes permitirte sacrificar horas productivas por dormir más. Pero si haces un inventario de tu día, piensa cuánto tiempo pierdes haciendo cosas que no benefician tu salud y bienestar.

Eso no quiere decir que muchas personas, y usted puede ser una de ellas, tengan dos o tres trabajos para llegar a fin de mes y no puedan darse el lujo de descansar todo lo que su cuerpo necesita. Tampoco es raro trabajar a tiempo completo, volver a casa para cuidar de los hijos y las tareas del hogar, y sentir que no tienes un minuto extra para respirar y mucho menos para dormir. Tengo muchos pacientes que son estudiantes de secundaria, preparatoria y universidad que duermen muy pocas horas porque se quedan despiertos hasta tarde estudiando.

Pero aquí está la cosa, si está privado de sueño, es posible que pase el día agotado y sea menos eficiente para completar cualquiera de sus tareas de manera efectiva. Si estás en la escuela, no puedes retener gran parte de la información que estás estudiando. Por lo tanto, el tiempo que pasas tratando de lograr demasiado es en realidad una pérdida de tiempo.

El cuerpo humano necesita un promedio de siete horas de sueño por noche (los expertos aconsejan de 7 a 9 horas de sueño cada noche). Tanto demasiado como muy poco pueden causar complicaciones, incluidas enfermedades crónicas en los años venideros. Un estudio reciente concluyó que los patrones de sueño irregulares pueden aumentar el riesgo de diabetes tipo 2.[xxvi] Las investigaciones también han demostrado que permanecer despierto hasta 19 horas sin dormir es como funcionar legalmente ebrio.[xxvii] Puede afectar su rendimiento en múltiples áreas, incluida la conducción de un automóvil.

Sé que muchos de los que estáis leyendo esto os estáis diciendo a vosotros mismos que podéis funcionar con cuatro o cinco horas de sueño por noche. Pero no puedes. No por períodos prolongados de tiempo. He incluido un enlace a un artículo en la sección de recursos titulado "¿Qué tan borracho estás sin dormir? Mira esto.

Para aquellos de ustedes que duermen cuatro o cinco horas por noche, piensen en cómo se sienten a medida que avanzan el día. ¿Está lento o irritable? ¿Te encuentras tomando bebidas energéticas, bebiendo mucho café o comiendo para mantener tus niveles de energía altos y no sentirte cansado durante el día? ¿Te encuentras perdiendo el enfoque o luchando para tomar decisiones o resolver problemas? ¿Eres más olvidadizo? Estos pueden ser signos de falta de sueño y, si no cambia su comportamiento, la falta de sueño limitará su calidad de vida. Tu cuerpo necesita dormir para recuperarse del estrés que sufrió el día anterior.[xxviii] La falta crónica de sueño también estresa a su cuerpo para que no pueda defenderse contra enfermedades como el resfriado común.

Crea una rutina para la hora de dormir

Acostarse a diferentes horas cada noche (o día si trabaja en un turno de noche) hace que sea difícil dormir bien por la noche. Es importante crear una rutina a la hora de acostarse para que pueda dormir 7 horas cada noche (o día). Trate de acostarse aproximadamente a la misma hora y levantarse a la misma hora todos los días. Resiste la tentación de irte a la cama tarde una noche y luego compensarlo durmiendo hasta la siguiente.

También es importante crear un buen ambiente para dormir. Si su habitación es demasiado calurosa, luminosa o ruidosa, esto puede afectar su sueño. Si llevas la tecnología a tu dormitorio, esto también puede hacer que sea difícil quedarse dormido fácilmente. Muchos de nosotros somos adictos a nuestros teléfonos o pantallas que parece que no podemos dejarlos una vez que comenzamos a ver videos o navegar por los canales de las redes sociales. Lo que sea que estés transmitiendo o mirando en las redes sociales, no desaparecerá de repente al día siguiente. Si lo hacía, no era tan importante.

Si no puede evitar que haya otras personas en su dormitorio usando la tecnología, invierta en tapones para los oídos, un antifaz para dormir, cortinas opacas, máquinas de sonido o ventiladores para crear un mejor ambiente de sueño para que pueda obtener el descanso que necesita.

Un buen colchón es también una de las mejores inversiones que puedes hacer en tu salud. Deberías pasar un tercio de tu vida en la cama durmiendo. Su sueño puede verse afectado cuando usa un colchón viejo que no le brinda apoyo. Esto también se aplica al tamaño y la cantidad de almohadas que usa. Si duerme con una almohada que no soporta su cuello o demasiadas almohadas (almohadas para la cabeza y almohadas para el cuerpo), es posible que no esté durmiendo bien por la noche, ya sea porque su columna vertebral está torcida o su cuello está incorrectamente extendido. Una mala postura para dormir no solo afecta el sueño, sino que también puede aumentar el dolor de la artritis, lo que dificulta pasar el día.

Algunas condiciones de salud también pueden afectar la calidad del sueño. El dolor, los ronquidos, la apnea del sueño o tener una pareja con estas afecciones pueden impedirle dormir lo que necesita. Si esto último y los tapones para los oídos no funcionan, duerma en una habitación diferente. Todavía puedes tener relaciones sexuales con tu pareja, pero probablemente no en medio de la noche. Sin embargo, si duermen por separado, estarán mejor descansados y podrán disfrutar del tiempo de vigilia que tienen juntos.

Ralentiza el ritmo de tu vida

El descanso no se trata solo de dormir. Hoy en día, nuestras vidas están sobrecargadas y encontrar un mejor equilibrio proporciona un descanso del caos. Es posible que tenga miedo de perderse algo si no dice sí a todas las actividades o invitaciones, ya sea que sea padre y quiera que sus hijos participen en muchas actividades extracurriculares o tenga miedo de perderse un evento social con sus amigos o familiares. En el trabajo, es posible que pase más tiempo tratando de obtener ese ascenso, trabajando horas extras o terminando todas las tareas que se le han asignado y que no se pueden hacer en un turno de 8 horas. Necesitas conocer tus limitaciones, hacer tiempo para descansar y priorizar tu salud. Si no lo haces, es posible que no estés vivo para disfrutar de todo por lo que estás trabajando.

El descanso también se trata de jugar. Necesitas tiempo para el recreo como lo tenías cuando eras niño. Necesitas tiempo para jugar, no importa tu edad. Es un descanso mental del estrés. Y como adultos, nos olvidamos de lo que significa jugar. Si puedes, aprende un nuevo pasatiempo, únete a un club de lectura, juega pickle ball o asiste a una clase de Zumba. Romper nuestras rutinas es bueno para nuestra salud mental.

Si tiene un trabajo estresante, un entorno familiar estresante o si está haciendo malabarismos para trabajar y cuidar a los niños, es difícil encontrar mucho tiempo durante el día para jugar. Es posible que debas programar una o dos horas un día a la semana en las que no te molesten. Si tienes varios trabajos, encuentra una manera de programar tus turnos para que puedas tener algo de tiempo para ti cada semana.

Es posible que deba aprender a decir no al trabajo y sí al descanso y al juego para cuidar su salud física y mental.

Capítulo Veinte

Repetir

Siga haciendo cambios en la forma en que come, se mueve y duerme hasta que se conviertan en hábitos bien establecidos.

Desearía tener un holograma humano, como la princesa Laia en Star Wars, para mostrarles a mis pacientes (y a ti) lo posible que es lograr un lugar de salud y bienestar. Lo sencillo que puede ser comer, moverse y dormir de una manera más saludable y hacer que esto forme parte de tu estilo de vida.

Cuando tengo un paciente que tiene una cita y veo mejoras significativas en su salud (pérdida de peso, fuerza, resultados saludables en los análisis de sangre, un estado de ánimo positivo), le pregunto qué lo motivó a cambiar su estilo de vida. La mayoría de las veces me dicen que estaban hartos de oírme quejarme de ellos. Pero cuando les pregunto cómo se sienten, me dicen que se sienten mejor, que tienen más energía y que son más activos.

Les pregunto si se sintieron privados al tener que hacer cambios importantes en sus actividades cotidianas y gastar más dinero en comida y la respuesta siempre es no. De hecho, se sorprenden de la cantidad de dinero que están ahorrando, comiendo más sano y preparando comidas en casa.

Estos momentos hacen que mi corazón cante y me traigan alegría. Cambiar hábitos y crear otros nuevos es difícil pero factible. Tu estilo de vida actual no sucedió de la noche a la mañana, ni lo hará crear uno nuevo. Es más fácil crear malos hábitos que romperlos. Ten paciencia, amigo mío. Empieza poco a poco. Elija una cosa en cada categoría (comer, moverse, descansar, repetir) que pueda hacer ahora y aproveche sus logros.

Si bien el sistema de atención médica está diseñado para brindar servicios esenciales, en última instancia, depende de cada uno de nosotros administrar nuestra propia salud. Al formar hábitos saludables, tomar decisiones informadas y abogar por nuestras necesidades, podemos superar los desafíos que plantea un sistema que no siempre nos respalda.

Tú eres importante. Vale la pena hacer la inversión para lograr un estado de buena salud y bienestar, para vivir hasta una edad avanzada. Creo en ti.

Capítulo Veintiuno

Recursos

Para acceder cómodamente a estos recursos electrónicos, visite https://www.barbaraalifdoran.com.

Lista de preguntas para hacerle al proveedor de atención médica

- ¿Puedo tener un intérprete si no se le ofrece uno?
- ¿Podemos revisar mi gráfico para asegurarnos de que todo esté actualizado?
- ¿Debería preocuparme por algo en mi gráfico que afecte mi salud en el futuro?
- Me preocupa ...
- Estoy luchando con ...
- Necesito ayuda con ...
- ¿Por qué ordena estas pruebas? ¿Tendré que pagar por los exámenes? ¿Es esto algo que pagará mi seguro?
- ¿Cómo sabré si los resultados de mi prueba son normales? ¿Qué hago si son anormales?
- ¿Cómo puedo comunicarme con ustedes después de mi visita si tengo alguna pregunta? ¿Hay una aplicación o un sitio web donde pueda ir para ver los resultados de mis exámenes, hacer preguntas o programar una cita de seguimiento?
- ¿Cuándo tengo que hacer otra cita?

Dónde encontrar información de salud

SALUD MENTAL

Línea directa de salud mental/línea directa de crisis

Si está en una crisis o siente que necesita hablar con alguien, hay ayuda disponible las 24 horas del día, los 7 días de la semana en inglés, español y para personas sordas o con discapacidad auditiva.

Marque 988 . Mantenga este número debajo de sus favoritos en su teléfono celular

https://988lifeline.org/?utm_source=google&utm_medium=web&utm_cam

Para los lectores que viven fuera de los EE. UU., Haga clic en los enlaces a continuación para encontrar recursos en su país.

En todo el mundo, muchas personas tienen WhatsApp

https://faq.whatsapp.com/1417269125743673

Psychology Today: este también es un buen recurso para buscar proveedores específicos de atención médica conductual

https://www.psychologytoday.com/us/basics/suicide/suicide-prevention-hotlines-resources-worldwide

VIOLENCIA DOMÉSTICA Y DE PAREJA

Línea Directa de Violencia Doméstica (Violencia de Pareja)

Llame al 1-800-799-7233 o envíe un mensaje de texto con la palabra "START" al 88788

TTY: 1-800-787-3224

También puede visitar el sitio web de la Línea Nacional de Violencia Doméstica y tener un chat en vivo

https://www.thehotline.org/?utm_source=youtube&utm_medium=orga

Línea Directa Nacional de Agresión Sexual

Llame al 1-800-656-HOPE; 1-800-656-4673

O visite el sitio web de RAINN para tener un chat en vivo y obtener más información:

https://www.rainn.org

Para los adolescentes que experimentan violencia en el noviazgo

Llame al 1-866-331-9474 o envíe un mensaje de texto con la palabra LOVEIS al 22522

También puede visitar el sitio web de Love Is Respect para tener un chat en vivo y encontrar más información:

https://www.loveisrespect.org

Línea de ayuda nativa de Strong Hearts

Llame al 1-844-7NATIVE (762-8483).

O visite su sitio web para chatear en vivo y obtener más información:

https://strongheartshelpline.org

Fuera de los EE. UU.

Mujeres Contra la Violencia Europa

https://wave-network.org/list-of-helplines-in-46-countries/

Mystic Mag es útil para encontrar recursos sobre violencia doméstica en todo el mundo

https://www.mysticmag.com/psychic-reading/domestic-violence-resource-guide/

TRASTORNOS POR CONSUMO DE SUSTANCIAS

SAMHSA - Administración de Servicios de Salud Mental y Abuso de Sustancias

El https://www.samhsa.gov/find-help/national-helpline.

¿Qué es la línea de ayuda nacional de SAMHSA?

La Línea Nacional de Ayuda de SAMHSA, 1-800-662-HELP (4357) (también conocida como el Servicio de Ruta de Referencias para Tratamientos), o TTY: 1-800-487-4889 es un servicio de información confidencial, gratuito, las 24 horas del día, los 365 días del año, en inglés y español, para personas y familiares que enfrentan trastornos mentales y/o por uso de sustancias. Este servicio proporciona referencias a centros de tratamiento locales, grupos de apoyo y organizaciones comunitarias.

También visite el localizador de tratamientos en línea[14], o envíe su código postal a través de un mensaje de texto: 435748 (HELP4U) para encontrar ayuda cerca de usted. Más información sobre el servicio de mensajería de texto HELP4U[15].

CONDICIONES DE SALUD CRÓNICAS

Información sobre la diabetes. La Asociación Americana de la Diabetes
https://diabetes.org/?utm_source=google&utm_medium=paidsearch&utm_
totepremium&utm_content=responsive-search-

---

14. https://findtreatment.samhsa.gov/

15. https://www.samhsa.gov/find-help/national-helpline/help4u

ad&utm_term=geo&gclid=CjwKCAiA29auBhBxEiwAnKcSqqQPhF6_I
MHOFEokIK_ROr_DCJBA2bBoCRaMQAvD_BwE

Presión arterial alta, enfermedad cardíaca.

Los CDC https://www.cdc.gov/heartdisease/

La Asociación Americana del Corazón: https://www.heart.org/en/

Signos y síntomas de un ataque cardíaco o un accidente cerebrovascular

Signs of Stroke in Men And Women
If any of the following signs appear suddenly, call 9-1-1 right away.

Numbness or weakness in the face, arm, or leg, especially on one side of the body.

Confusion or trouble speaking or understanding speech.

Trouble seeing in one or both eyes.

Trouble walking, dizziness, or problems with balance.

Severe headache with no known cause.

Fuente: CDC https://www.cdc.gov/stroke/signs_symptoms.htm#:~:text=Sudden%20numbness%20or%20weakness%20[16].

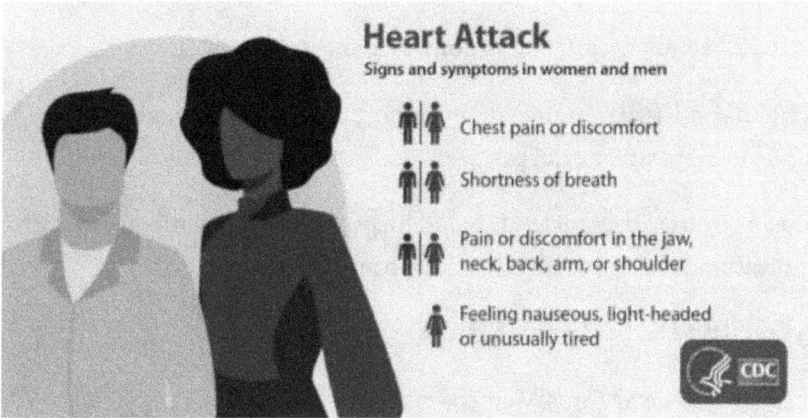

Fuente: CDC https://www.cdc.gov/heartdisease/heart_attack.htm

Información sobre el cáncer

Centros para el Control y la Prevención de Enfermedades (CDC)

https://www.cdc.gov/cancer/

Riesgo, prevención y detección del cáncer:

16. https://www.cdc.gov/stroke/
signs_symptoms.htm#_853ae90f0351324bd73ea615e6487517__4c761f170e016836ff8449820
2b99827__853ae90f0351324bd73ea615e6487517_text_43ec3e5dee6e706af7766fffea512721_
Sudden_0bcef9c45bd8a48eda1b26eb0c61c869_20numbness_0bcef9c45bd8a48eda1b26eb0c6
1c869_20or_0bcef9c45bd8a48eda1b26eb0c61c869_20weakness_0bcef9c45bd8a48eda1b26eb
0c61c869_20in_c0cb5f0fcf239ab3d9c1fcd31fff1efc_balance_0bcef9c45bd8a48eda1b26eb0c61
c869_2C_0bcef9c45bd8a48eda1b26eb0c61c869_20or_0bcef9c45bd8a48eda1b26eb0c61c869
_20lack_0bcef9c45bd8a48eda1b26eb0c61c869_20of_0bcef9c45bd8a48eda1b26eb0c61c869_
20coordination

https://www.cancer.org/research/acs-research-news/
facts-and-figures-2024.html#

https://www.cancer.gov

https://www.who.int/news-room/fact-sheets/detail/cancer

Calcular mi IMC (índice de masa corporal) Recuerda, el IMC te da
una idea aproximada del peso

Los Institutos Nacionales de Salud https://www.nhlbi.nih.gov/health/
educational/lose_wt/BMI/bmicalc.htm

SEGURO DE ENFERMEDAD

El Mercado de Seguros Médicos

https://www.usa.gov/health-insurance-marketplace

Medicaid y el Programa de Seguro Médico para Niños (CHIP)

https://www.healthcare.gov/medicaid-chip/

Específico para CHIP

https://www.insurekidsnow.gov/coverage/index.html

Servicio de Salud Indígena

https://www.ihs.gov/aboutihs/

https://www.ihs.gov/forpatients/

Encuentre un centro de salud calificado por el gobierno federal

https://findahealthcenter.hrsa.gov

Encuentre un seguro de salud con descuento

https://www.healthcare.gov/get-coverage/

DESCUENTO EN MEDICAMENTOS RECETADOS

Mark Cuban CostPlus Drug Company

https://costplusdrugs.com

Buena receta

https://www.goodrx.com/drugs

Farmacia de Amazon para miembros Prime

https://www.amazon.com/gp/help/customer/display.html?nodeId=T1RUrurdrUdeTYaRqp

Pregúntele a Walmart, Walgreens o su farmacia local sobre sus programas de medicamentos recetados y si califica para costos más bajos.

SALUD GENERAL

Centros para el Control y la Prevención de Enfermedades

https://www.cdc.gov

La Clínica Mayo

https://www.mayoclinic.org/diseases-conditions

La Clínica Cleveland

https://my.clevelandclinic.org/health

El derecho a acceder a su expediente médico: La Ley de Curas Estadounidenses https://www.healthit.gov/sites/default/files/page2/2020-03/TheONCCuresActFinalRule.pdf

RECURSOS DE RECETAS SALUDABLES'

Bien Emplatado por Erin

https://www.wellplated.com

Dos Mangas

https://twosleevers.com

Alma de Boniato

https://fitslowcookerqueen.com/about/

Hola Jalapeño

https://www.holajalapeno.com/about/

Jessica en la Cocina

https://jessicainthekitchen.com

Sabor Flaco

https://www.skinnytaste.com

I Corazón Umami

https://iheartumami.com

GANADERÍA Y BIENESTAR ANIMAL

Agricultores locales independientes en su área y lo que producen...

https://www.aspca.org/shopwithyourheart/consumer-resources/shop-your-heart-grocery-list

Cuestiones de bienestar animal

https://www.woah.org/en/what-we-do/animal-health-and-welfare/
animal-welfare/

https://www.aspca.org/protecting-farm-animals/
problem-factory-farming

https://www.ncbi.nlm.nih.gov/pmc/articles/PMC9757169/

DORMIR

¿Qué tan borracho estás sin dormir?

https://www.nmt.edu/cds/
How_Drunk_Are_You_Without_Sleep.pdf

Plantilla de planificación de comidas

Domingo | Lunes | Martes | Miércoles | Jueves | Viernes | Sábado

Desayuno

Almuerzo

Cena

LISTA DE COMPRAS

Sección produce:

Sección de carnes:

Sección refrigerada

Sección congelada:

Pasillos:

Artículos no alimentarios:

Citas

Para acceder cómodamente a estas citass, visite https://www.barbaraalifdoran.com.

[i] Informe de Compensación Médica de Medscape 2017; https://www.amnhealthcare.com/blog/physician/locums/average-time-doctors-spend-with-patients/

[ii] Neprash, HT et al; Asociación de la duración de la visita de atención primaria con la prescripción potencialmente inadecuada, *JAMA Health Forum*. Año 2023; 4(3):E230052; https://jamanetwork.com/journals/jama-health-forum/fullarticle/2802144

[iii] calendario de vacunación de adultos por edad; adenda jactualizado el 27 de junio de 2024; CDC; https://www.cdc.gov/vaccines/schedules/hcp/imz/adult.html

[iv] McDowell R et al, Uso de antibióticos orales y cáncer colorrectal de inicio temprano: hallazgos de un estudio de casos y controles utilizando una base de datos clínica nacional; Revista Británica de Cáncer; 17 de diciembre de 2021; https://www.nature.com/articles/s41416-021-01665-7

[v] Physicians.org de emergencia; Sepa cuándo ir; https://www.emergencyphysicians.org/article/know-when-to-go/know-when-to-go-overview

[vi] Basu g, et al; Obligaciones de los médicos de utilizar intérpretes médicos calificados cuando atiendan a pacientes con dominio limitado del inglés; Revista de Ética° AMA, marzo de 2017; https://journalofethics.ama-assn.org/article/clinicians-obligations-use-qualified-medical-interpreters-when-caring-patients-limited-english/2017-03

[vii] Subsecretario de Planificación y Evaluación, Oficial de Política de Salud, https://aspe.hhs.gov/sites/default/files/documents/

e497c623e5a0216b31291cd37063df1d/NHIS-Q3-2023-Data-Point-FINAL.pdf; Punto de datos, HP-2024-02

[viii] El Fondo del Commonwealth; El estado del seguro de salud de los Estados Unidos en 2002; https://www.commonwealthfund.org/publications/issue-briefs/2022/sep/state-us-health-insurance-2022-biennial-survey

[ix] Los Adultos Jóvenes y la Ley del Cuidado de Salud a Bajo Precio: Protegiendo a los Adultos Jóvenes y Eliminando las Cargas para las Empresas y las Familias Preguntas frecuentes; Departamento de Trabajo de EE. UU., Administración de Seguridad de Beneficios para Empleados; https://www.dol.gov/agencies/ebsa/about-ebsa/our-activities/resource-center/faqs/young-adult-and-aca

[x] Harker L y Sharer B; Expansión de Medicaid: Preguntas frecuentes; Centro de Prioridades Presupuestarias y Políticas; 14 de junio de 2024; https://www.cbpp.org/research/health/medicaid-expansion-frequently-asked-questions-0

[xi] Nuevo informe: El 40% de los estadounidenses mayores dependen únicamente del Seguro Social para obtener ingresos de jubilación; Instituto Nacional de Seguridad para la Jubilación; 13 de enero de 2020; https://www.nirsonline.org/2020/01/new-report-40-of-older-americans-rely-solely-on-social-security-for-retirement-income/

[xii] https://www.medicare.gov/drug-coverage-part-d/how-to-get-prescription-drug-coverage

[xiii] la Coordinadora Nacional de Tecnologías de la Información en Salud; La Regla Final de la Ley de Curas de la ONC; https://www.healthit.gov/sites/default/files/page2/2020-03/TheONCCuresActFinalRule.pdf

[xiv] Oficina del Contralor de la Moneda; Directorio de Recursos de Educación Financiera; https://www.occ.gov/topics/consumers-and-communities/community-affairs/resource-directories/financial-literacy/index-financial-literacy-resource-directory.html

[xv] Reynolds S, FDA aprueba las pruebas de VPH que permiten la autorecolección en un entorno de atención médica; Instituto Nacional del Cáncer; 24 de julio de 2024; https://www.cancer.gov/news-events/cancer-currents-blog/2024/fda-hpv-test-self-collection-health-care-setting

[xvi] Declaración de la Sociedad Americana Contra El Cáncer: Aprobación de la FDA de la autorecolección del VPH para la detección del cáncer de cuello uterino; Sociedad Americana Contra El Cáncer, 15 de mayo de 2024; https://pressroom.cancer.org/releases?item=1325

[xvii] Yedjou CG et al; Salud y disparidad racial en el cáncer de mama, Adv Exp med Biol. 2019; 1152: 31–49; https://www.ncbi.nlm.nih.gov/pmc/articles/PMC6941147/#[17]

[xviii] Personal del Instituto Nacional del Cáncer; ¿Por qué el cáncer colorrectal está aumentando rápidamente entre los adultos jóvenes?; 5 de noviembre de 2020; https://www.cancer.gov/news-events/cancer-currents-blog/2020/colorectal-cancer-rising-younger-adults

[xix] Collins S; 2024: primer año en que EE. UU. espera más de 2 millones de nuevos casos de cáncer; Sociedad Americana Contra El Cáncer; 17 de enero de 2024; https://www.cancer.org/research/acs-research-news/facts-and-figures-2024.html#[18]

[xx] Sung H y cols; Diferencias en las tasas de cáncer entre los adultos nacidos entre 1920 y 1990 en los EE. UU.: un análisis de los datos del registro de cáncer basado en la población; The Lancet Salud Pública; Vol 9, Número 8, E583-E593, agosto de 2024

[xxi] Fry R et al, En una proporción creciente de matrimonios en EE. UU., los esposos y las esposas ganan casi lo mismo, Pew Research Center, 13 de abril de 2023; https://www.pewresearch.org/social-trends/2023/04/13/in-a-growing-share-of-u-s-marriages-husbands-and-wives-earn-about-the-same/

[xxii] Wilding JPH et al, Semaglutida una vez a la semana en adultos con sobrepeso u obesidad, The New England Journal of Medicine, 10 de febrero de 2021; https://www.nejm.org/doi/full/10.1056/NEJMoa2032183

[xxiii] Nuestros datos mundiales; Consumo de carne per cápita por tipo, 1961 a 2021; https://ourworldindata.org/grapher/per-capita-meat-consumption-by-type-kilograms-per-year?country=OWID_WRL~USA

---

17. https://www.ncbi.nlm.nih.gov/pmc/articles/PMC6941147/

18. https://www.cancer.org/research/acs-research-news/facts-and-figures-2024.html

[xxiv] CDC, Datos sobre enfermedades cardíacas; https://www.cdc.gov/heart-disease/data-research/facts-stats/?CDC_AAref_Val=https://www.cdc.gov/heartdisease/facts.htm

[xxv] Ahern K, Sí, puedes incluir el ejercicio en unas vacaciones apretadas: así es cómo, Johnson & Johnson, 5 de julio de 2018

[xxvi] Kianersi et al, Asociación entre la duración irregular del sueño medida por acelerómetro y el riesgo de diabetes tipo 2: un estudio de cohorte prospectivo en el Biobanco del Reino Unido; Asociación Americana de la Diabetes, 17 de julio de 2024; https://doi.org/10.2337/dc24-0213

[xxvii] División de Medicina del Sueño, Juicio y Seguridad, Facultad de Medicina de Harvard; https://sleep.hms.harvard.edu/education-training/public-education/sleep-and-health-education-program/sleep-health-education-89#[19]

[xxviii] Corazón Nacional. Lunch, y el Instituto de la Sangre, Cómo el sueño afecta su salud, https://www.nhlbi.nih.gov/health/sleep-deprivation/health-effects

---

19. https://sleep.hms.harvard.edu/education-training/public-education/sleep-and-health-education-program/sleep-health-education-89

Agradecimientos

Con gratitud:

Paul, siempre me has apoyado en la búsqueda de mis sueños, grandes y pequeños. Creíste en mí, más de lo que yo creí en mí mismo para hacer realidad esos sueños. A lo largo de nuestros años de matrimonio, he tenido muchos proyectos apasionantes, y nunca me dijiste que no podía hacerlo realidad. ¡Este es el primer proyecto que finalmente se está llevando a cabo!

Sin mi editora Lisa Stockwell, este habría sido otro proyecto apasionante archivado; pero tomaste mis palabras y creaste algo que nunca imaginé posible. Este libro será un recurso invaluable para todos los lectores gracias a usted.

Jocelyn, ¡eres una estrella! Mejoraste esta traducción para permitirme conectarme mejor con mis lectores. ¡Gracias!

A todas las mujeres que han sido mis pacientes, en el pasado o ahora. Gracias por darme el privilegio de ser parte de tu vida. Por confiar en mí para cuidar de ti durante una visita o durante años. Este libro no hubiera sido posible sin ti, este es mi regalo para ti porque es difícil recordar todo lo que hablamos en una visita de 20 minutos!

Estoy agradecido de que haya comprado este libro, tenga curiosidad por navegar por nuestro complejo sistema de atención médica y esté comprometido a mejorar su salud y bienestar.

www.ingramcontent.com/pod-product-compliance
Lightning Source LLC
Chambersburg PA
CBHW062054270326
41931CB00013B/3072